我们如何面对多囊卵巢综合征

曲 凡 / 主 编

朱宇航 王芳芳 周 珏 / 副主编

浙江科学技术出版社・杭州

版权所有　侵权必究

图书在版编目（CIP）数据

我们如何面对多囊卵巢综合征 / 曲凡主编. -- 杭州：浙江科学技术出版社, 2025.6. -- ISBN 978-7-5739-1658-7

Ⅰ. R711.75-49

中国国家版本馆CIP数据核字第2025QN3007号

书　　名	我们如何面对多囊卵巢综合征	
主　　编	曲　凡	
出版发行	浙江科学技术出版社	
	杭州市拱墅区环城北路177号　邮政编码：310006	
	办公室电话：0571-85176593	
	销售部电话：0571-85062597	
排　　版	杭州兴邦电子印务有限公司	
印　　刷	杭州捷派印务有限公司	
开　　本	880 mm×1230 mm　1/32　印　张　5.375	
字　　数	105千字	
版　　次	2025年6月第1版　印　次　2025年6月第1次印刷	
书　　号	ISBN 978-7-5739-1658-7　定　价　58.00元	

　　　　　责任编辑　刘　雪　唐　玲　　责任校对　张　宁
　　　　　责任美编　金　晖　　　　　　　责任印务　吕　琰
　　　　　插画绘制　张勐媛

如发现印、装问题，请与承印厂联系。电话：0571-56798200

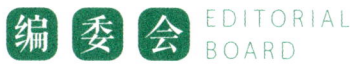 EDITORIAL BOARD

主　编　曲　凡
副主编　朱宇航　王芳芳　周　珏
编　委（以姓氏笔画为序）

马永春	王　峥	王园林	尤丽芳	厉燕瑾	叶邵妍
叶佳瑜	田　毅	付乐怡	朱雾清	任　珺	任春芝
邬佳琪	刘　畅	刘松君	江若安	孙美燕	李　影
李心悦	杨　旋	杨丽青	杨金金	来玉芹	吴　琰
吴　超	何依菁	应丽英	张　青	张　弦	张　嵘
张方芳	张晓辉	张爱华	张润驹	陈　洁	陈　雅
陈　璐	陈玛丽	林开清	易文军	金　峥	金　悦
周天一	胡一帆	胡蔚桓	胡馨尹	姜　舟	顾颖尔
徐佩峰	奚　溪	高　丽	章　辉	梁书诚	屠家鑫
曾文杉	谢宁宁	樊龙龙	潘　丹	潘洁雪	潘晓明
潘曼曼	戴旻辰				

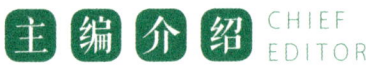

曲凡 教授，主任中医师，博士生导师。浙江大学医学院附属妇产科医院中医科主任、党支部书记，浙江大学医学院妇产科学院中医学教研室主任，全国妇幼健康中西医结合重点专科（中西医结合妇产科）负责人及学术带头人，浙江省杰出青年基金获得者，浙江省151人才工程第二层次培养人员，浙江省卫生高层次创新人才，中华中医药学会中青年创新人才。入选全球前2%顶尖科学家榜单。主要学术兼职包括中国妇幼保健协会中医和中西医结合分会副主任委员，中国妇幼健康研究会妇幼中医药发展专业委员会副主任委员，浙江省针灸学会妇产科专业委员会主任委员，浙江省妇幼健康协会中医和中西医结合专业委员会主任委员，浙江省中西医结合学会妇产科专业委员会、生殖医学专业委员会副主任委员，英国补充医学研究会会士。

长期从事中西医结合妇产科临床、科研和教学工作，致力于多囊卵巢综合征、不孕、产后相关疾病的中西医结合精准诊治及代际效应机制研究。擅长运用中西医结合方法规范化、个体化诊治各种常见妇产科疾病，尤其擅长多囊卵巢综合征、月经失调、不孕症、产后中医调理、亚健康状态调理、辅助生殖中西医结合助孕、慢性盆腔炎、异位妊娠、子宫内膜异位症、围绝经期综合征、先兆流产等疾病的中西医结合诊治。

立足"肾为先天之本"和"肾藏精，主生殖"等中医妇科经典理论的现代科学内涵解析，结合现代科学技术，重点围绕多囊卵巢综合征、辅助生殖技术中关键节点及产后康复中的瓶颈问题展开系列工作，构建了覆盖女性"孕前—助孕—孕期—产后—子代"全生命周期的中医药精准健康管理体系。作为项目负责人主持国家自然科学基金项目（4项）、浙江省杰出青年科学基金项目、浙江省自然科学基金项目等20项。在 *JAMA Network Open*，*eBioMedicine*，*Human Reproduction*，*Fertility and Sterility*，*Chinese Medicine*，*Journal of Hazardous Materials*，*Phytomedicine*，*Journal of Ethnopharmacology*，以及《中国中西医结合杂志》等期刊发表学术论文200余篇。牵头制定国际性及全国性专家共识11项。作为第一完成人获浙江省科学技术进步奖二等奖、全国妇幼健康科学技术奖（自然科学奖）一等奖、中国针灸学会科学技术奖二等奖、中国民族医药学会科学技术奖（科技进步奖）二等奖和浙江省中医药科学技术奖二等奖各1项。获国家发明专利授权23项，公开《专利合作条约》（PCT）国际专利1项。获欧洲结合医学学会"国际结合医学研究杰出贡献奖"和欧洲结合医学中心马特尔中心"结合医学杰出贡献金质奖章"。担任5本SCI收录期刊副主编或编委。多项研究成果被美国生殖医学学会发表的

《胚胎移植：指南》(*Performing the embryo transfer: a guideline*)及欧洲人类生殖与胚胎学学会、美国生殖医学学会、美国内分泌学会和欧洲内分泌学会共同发表的《多囊卵巢综合征评估和管理国际循证指南推荐建议（2023年版）》(*International Evidence-based Guideline for the assessment and management of polycystic ovary syndrome 2023*)正面引用。

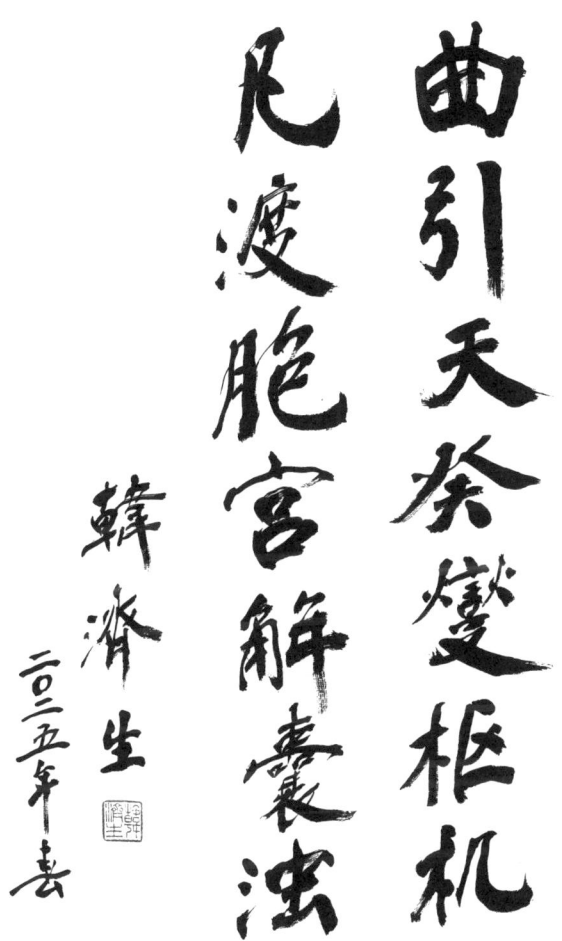

北京大学韩济生院士为本书题词

（韩济生，中国科学院院士，神经生理学家，北京大学博雅讲席教授。）

杏林春深，钱塘潮涌，卅载问道，躬耕巢宫。
青衿蹙眉，月事难逢，痤痕暗结，膏脂潜踪。
西学显微，卵窦云笼，激素为刃，代谢如烽。
岐黄观象，肾精亏空，冲任失和，伏龙隐踪。
融汇阴阳，经纬并重，周期调燮，破茧成虹。
药香入膳，锦屏八动，菌栖有序，子午归鸿。
春疏木郁，夏祛湿壅，秋滋水涸，冬煦宫穹。
青囊无界，素楮载恫，扶正祛浊，天下和衷。

曲　凡
于乙巳年端午

目录 CONTENTS

第一章 了解多囊卵巢综合征

第一节 多囊卵巢综合征的特征 ……………003
如何诊断多囊卵巢综合征 ……………003
高雄激素血症 ……………004
排卵障碍 ……………006
多囊卵巢 ……………008
血清生殖激素特征 ……………009
专题 下丘脑-垂体-卵巢轴 & 下丘脑-垂体-肾上腺轴 ……………012

第二节 多囊卵巢综合征的常见表现 ……………015
月经失调 ……………016
多毛 ……………017
痤疮 ……………018
不孕 ……………019
肥胖 ……………020
专题 葡萄糖耐量试验与糖尿病诊断标准 ……021
胰岛素抵抗 ……………023
黑棘皮症 ……………023
脱发 ……………024

第三节　多囊卵巢综合征还与哪些疾病相关 ························· 026
　　代谢综合征 ··· 026
　　代谢相关（非酒精性）脂肪性肝病 ······························ 029
　　阻塞性睡眠呼吸暂停 ·· 030
　　哮喘 ··· 031
　　甲状腺功能异常 ·· 031
　　阴道炎 ··· 032
　　妇科肿瘤 ··· 033
　　精神、心理异常 ·· 036
　　围产期相关疾病 ·· 038

第四节　为什么会得多囊卵巢综合征 ································· 042
　　可能有家族遗传 ·· 042
　　宫内高雄激素暴露 ··· 043
　　接触内分泌干扰物 ··· 043
　　昼夜节律紊乱 ·· 045
　　肠道菌群失调 ·· 047

第五节　中医看多囊卵巢综合征 ······································ 049

第二章　多囊卵巢综合征的中西医保健方法

第一节　根据不同生理时期进行调理 ································· 055
　　月经期：注意保暖，避免受凉 ··································· 055
　　妊娠期：滋阴养血，稳固胎元 ··································· 056
　　产后期（哺乳期）：补气养血，促进恢复 ······················ 058

　　　　围绝经期：调补肝肾，延缓衰老 ………………… 059

第二节　从饮食入手 ……………………………………… 061
　　　　中医角度 ……………………………………………… 061
　　　　西医角度 ……………………………………………… 064
　　　　四季饮食建议 ………………………………………… 071
　　　　不同生理时期饮食建议 ……………………………… 074

第三节　从日常运动入手 ………………………………… 084
　　　　中医传统运动 ………………………………………… 085
　　　　西医常规运动 ………………………………………… 090

第四节　从情绪管理入手 ………………………………… 098
　　　　尝试用多种方式缓解焦虑 …………………………… 098
　　　　试一试中医五行音乐疗法 …………………………… 100
　　　　接受怀孕带来的变化 ………………………………… 102
　　　　学会积极应对分娩后的各种问题 …………………… 104

第三章　多囊卵巢综合征的中西医治疗方法

第一节　中医治疗方法 …………………………………… 107
　　　　中药汤剂 ……………………………………………… 107
　　　　针灸 …………………………………………………… 108
　　　　经皮穴位电刺激 ……………………………………… 109
　　　　穴位贴敷 ……………………………………………… 109
　　　　耳穴压豆 ……………………………………………… 111

　　　　穴位埋线⋯⋯⋯⋯⋯⋯⋯⋯⋯⋯⋯⋯⋯⋯ 111
　　　　拔罐⋯⋯⋯⋯⋯⋯⋯⋯⋯⋯⋯⋯⋯⋯⋯⋯ 112
　　　　阶段不同，干预手段不同⋯⋯⋯⋯⋯⋯⋯ 113
　　　　常见问题 Q&A⋯⋯⋯⋯⋯⋯⋯⋯⋯⋯⋯⋯ 115

　第二节　**西医治疗手段**⋯⋯⋯⋯⋯⋯⋯⋯⋯⋯⋯ 118
　　　　降雄⋯⋯⋯⋯⋯⋯⋯⋯⋯⋯⋯⋯⋯⋯⋯⋯ 118
　　　　调节月经⋯⋯⋯⋯⋯⋯⋯⋯⋯⋯⋯⋯⋯⋯ 124
　　　　应对胰岛素抵抗⋯⋯⋯⋯⋯⋯⋯⋯⋯⋯⋯ 126
　　　　对于不孕⋯⋯⋯⋯⋯⋯⋯⋯⋯⋯⋯⋯⋯⋯ 128
　　　　对于围产期⋯⋯⋯⋯⋯⋯⋯⋯⋯⋯⋯⋯⋯ 138
　　　　常见问题 Q&A⋯⋯⋯⋯⋯⋯⋯⋯⋯⋯⋯⋯ 139

第四章　多囊卵巢综合征患者的孩子　　　会遇到什么问题

　　　　宫内生长受限⋯⋯⋯⋯⋯⋯⋯⋯⋯⋯⋯⋯ 152
　　　　生殖系统异常⋯⋯⋯⋯⋯⋯⋯⋯⋯⋯⋯⋯ 152
　　　　代谢功能障碍⋯⋯⋯⋯⋯⋯⋯⋯⋯⋯⋯⋯ 153
　　　　心血管系统结构与功能异常⋯⋯⋯⋯⋯⋯ 154
　　　　神经精神系统发育受损⋯⋯⋯⋯⋯⋯⋯⋯ 154

　后　　记　每一份信任，都是照进诊室的光⋯⋯⋯⋯ 157

第一章

了解多囊卵巢综合征

1721年，意大利医学科学家、内科医生、自然科学家A.瓦利斯内里（A. Vallisneri）描述了一位已婚不孕女性的卵巢形态：表面呈白色，类似鸽子蛋大小。

1935年，I. F. 斯泰因（I. F. Stein）和M. L. 利文撒尔（M. L. Leventhal）对7名女性月经紊乱、多毛、卵巢增大且存在许多小卵泡的表现进行了详细描述。这是多囊卵巢综合征，又称Stein-Leventhal综合征的首次报道。

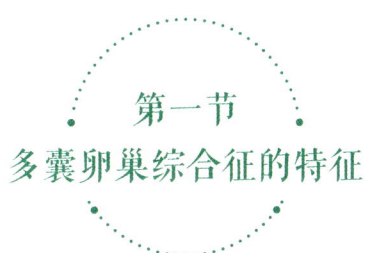

第一节
多囊卵巢综合征的特征

多囊卵巢综合征是一种常见的代谢紊乱性生殖内分泌疾病，以高雄激素血症、排卵障碍和卵巢多囊样改变为特征，影响 4%～21% 育龄期女性的生殖健康。

如何诊断多囊卵巢综合征

1. 育龄期及围绝经期多囊卵巢综合征的诊断标准

育龄期，即性成熟期，是卵巢生殖功能和内分泌功能最旺盛的时期，一般为 18～45 岁。

围绝经期，指从开始出现绝经趋势直至绝经后 1 年的时期。

当处于这两个时期的女性出现以下诊断条件中的 ❶，同时伴有 ❷❸ 中的 1 项，就可以诊断为疑似多囊卵巢综合征。

❶ 月经稀发、闭经或不规则子宫出血；

❷ 有高雄激素血症或高雄激素的临床表现；

❸ 超声提示卵巢多囊样改变。

要想确诊多囊卵巢综合征，除了需具备疑似多囊卵巢综合征的诊断条件外，还需要排除其他可能引起高雄激素或排卵异常的疾病，如甲状腺功能异常、高催乳素血症、早发性卵巢功能不全、低促性腺激素性闭经、先天性肾上腺皮质增生、库欣综合征、可产生雄激素的卵巢或肾上腺肿瘤等。

2. 青春期多囊卵巢综合征的诊断标准

在此时期诊断多囊卵巢综合征，必须同时满足以下3个诊断条件，并排除其他导致雄激素分泌过多和卵巢多囊样改变的疾病。

❶ 初潮后月经稀发持续时间达2年及以上或闭经；
❷ 有雄激素过多的临床表现和（或）高雄激素血症；
❸ 超声提示卵巢多囊样改变。

当您发现自己的症状体征或者检查结果与上述所列诊断条件符合时，请到正规医院就诊，并在专业医生指导下进行诊治。

高雄激素血症

女性体内的雄激素虽含量较低，但对女性全生命周期健康有重要影响：主要影响女性的生殖系统——促使生殖器中的阴蒂、阴唇、阴阜发育，促进卵泡形成和排卵，促进阴毛、腋毛生长，还与性欲有关；影响女性的机体代谢功能——参与骨骼生长和骨密度的维持，影响脂肪分布。

女性体内的雄激素过多可能会导致生殖内分泌疾病和多种代谢异常等,而且会通过妊娠影响子代健康。雄激素代谢异常被认为是多囊卵巢综合征起病的主要原因之一,高雄激素血症现被普遍认为是多囊卵巢综合征的关键内分泌改变。雄激素过多可能伴随多囊卵巢综合征患者终身。

女性高雄激素血症包括临床高雄激素血症和生化高雄激素血症,两者之间存在一定相关性,但未必完全匹配。

临床高雄激素血症的临床表现包括雄激素依赖区域多毛、面部痤疮、雄激素性脱发,以及嗓音低沉、阴蒂肥大等男性化表现(详见本章第二节)。生化高雄激素血症是指1种或1种以上的雄激素指标超过正常参考值上限。

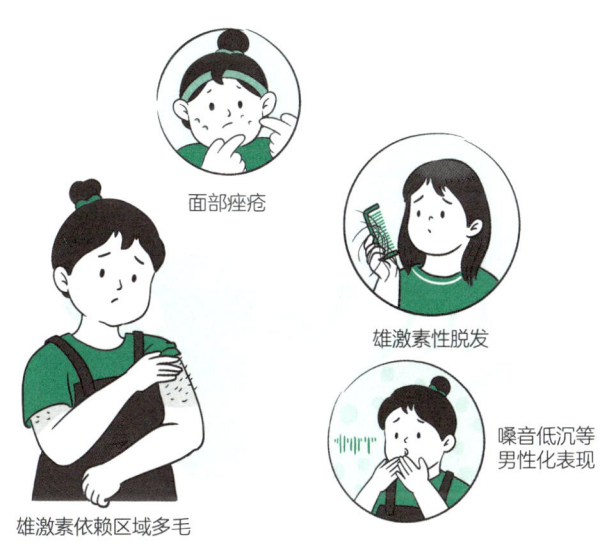

图1　临床高雄激素血症的临床表现

女性体内的雄激素主要受下丘脑-垂体-卵巢轴和下丘脑-垂体-肾上腺轴调控,主要在卵巢、肾上腺合成,也有少部分来自外周组织(肝脏、脂肪组织和毛囊皮脂腺单位)转化。

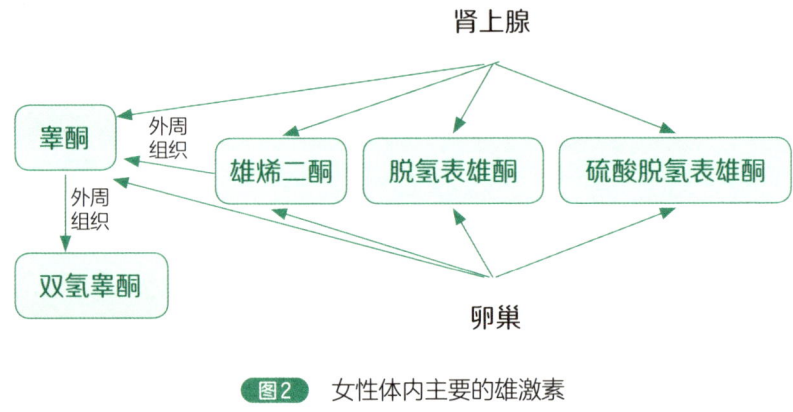

图2　女性体内主要的雄激素

排卵障碍

卵巢为女性的性腺,具有生殖功能和内分泌功能,即产生卵子并排卵,以及分泌性激素。卵巢内有数以万计的卵泡。卵泡是卵子发生(分化)、成熟和排出的场所。卵泡中除卵子外,主要有颗粒细胞和膜-间质细胞,它们合成和分泌雌激素、孕激素,维持雌性性征。

正常生育期女性每月会有3～11个卵泡发育。经过募集、选择后,一般只有1个优势卵泡可完全成熟,并排出卵子。女性一生中有400～500个卵泡发育成熟并排出卵子,排卵后卵泡壁塌陷，黄体生成，而后萎缩，其余99%以上的卵泡在月经周期的不同阶段闭锁。而多囊卵巢综合征患者虽然卵泡募集数量多，但卵泡的选择及优势化受阻，发育停滞，不能成熟，导致无排卵或稀发排卵。

排卵障碍的临床表现有月经失调、不孕等（详见本章第二节）。

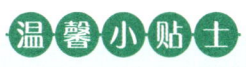

排卵功能的监测方法

1. **测定血孕酮水平** 黄体中期血孕酮水平≥5 ng/mL（15.9 nmol/L）提示有排卵。孕酮水平受促性腺激素的脉冲式分泌调控，因此不能依据一次孕酮值来确定排卵状态或黄体功能。应于排卵前5天左右监测孕酮水平变化，并结合其他指标综合判断。

2. **测量基础体温** 经6小时以上的充足睡眠，在醒后未做任何活动之时测定机体静息状态下的体温。黄体期的体温较卵泡期高0.3～0.5 ℃。

3. **用B超连续监测卵泡发育** 从自然月经周期第8天起用B超监测卵泡发育，8～12天时卵泡可发育为优势卵泡，直径可达12 mm或更大，此后优势卵泡直径每天增大2～3 mm，最后发育为直径＞18 mm的成熟卵泡。

4. **子宫内膜活检** 一般于预期月经来潮前1～3天及月经来潮后6～12小时内进行。分泌期子宫内膜提示有排卵，增生期子宫内膜提示无排卵。

多囊卵巢

2003年，在多囊卵巢综合征的诊断标准中，鹿特丹标准加入：每侧卵巢中直径为2～9 mm的卵泡数目≥12个或者至少一侧卵巢体积增大（>10 cm³）。

对于多囊卵巢，肉眼可见单侧或双侧卵巢饱满，体积增大约2～3倍，表面呈灰白色，平滑，有少量血管分布，以及多个凸出的、呈珍珠样的囊状卵泡。

在多囊卵巢综合征患者中，也有28%～40%的卵巢呈正常大小。单独的多囊卵巢并非多囊卵巢综合征患者所特有的，正常育龄期女性中有20%～30%的卵巢可呈多囊形态。多囊卵巢也可见于口服避孕药后、闭经等情况发生时。

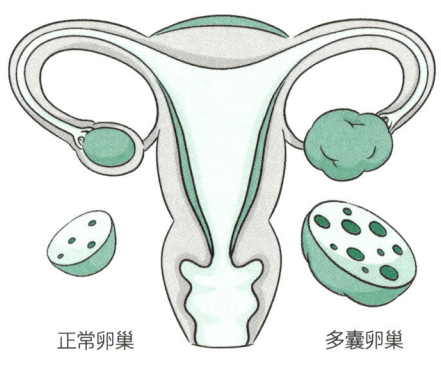

图3　正常卵巢与多囊卵巢

血清生殖激素特征

在多囊卵巢综合征的诊断过程中,性激素六项是必不可少的血液化验检查,主要评估血液中女性生殖激素的水平,可反映女性的内分泌功能和卵巢功能。

女性生殖激素包括卵泡刺激素、黄体生成素、雌二醇、孕酮、催乳素和抗米勒管激素等,主要负责调节月经周期、促进生殖器官的发育和维持女性的第二性征,在女性生殖系统中各自发挥着重要作用。

表1 女性生殖激素的作用

激素名称	英文缩写	作用
卵泡刺激素	FSH	刺激卵泡的生长和成熟,促进雌激素的分泌
黄体生成素	LH	促进排卵,黄体形成,及雌、孕激素的合成
雌二醇	E_2	使子宫内膜增生,促进女性生殖器官的发育,并维持女性的第二性征
孕酮	P	对雌激素激发过的子宫内膜有显著形态学影响,为维持妊娠所必需;促使子宫内膜从增殖期转变为分泌期。通过孕酮水平的高低可评估排卵情况
催乳素	PRL	促使乳房发育,维持产乳、泌乳,参与生殖功能的调节
抗米勒管激素	AMH	预测卵巢储备功能

值得注意的是，卵巢及子宫内膜的周期性变化与女性生殖激素水平的变化密切相关。卵泡刺激素在卵巢中刺激卵泡的生长和成熟，并促进雌激素的分泌；而黄体生成素则在排卵前形成释放高峰，促进排卵，并在排卵后促进黄体的形成和孕激素的分泌，影响子宫内膜的周期性变化。雌、孕激素水平的变化导致子宫内膜周期性脱落和出血，形成月经。同时，雌、孕激素也影响着卵巢的排卵过程。当上述激素水平出现异常时，月经周期紊乱、排卵障碍等女性生殖功能障碍就会出现。

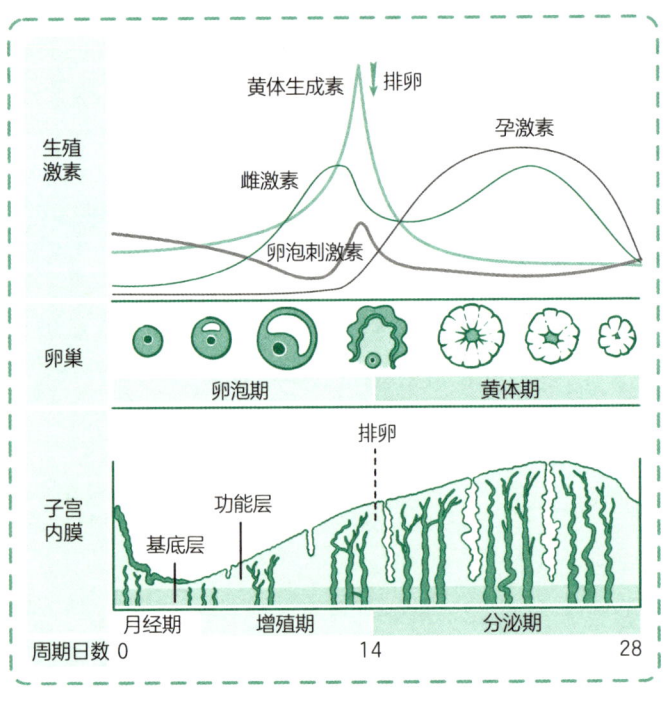

图4　卵巢及子宫内膜周期性变化和生殖激素水平变化的关系

多囊卵巢综合征作为一种常见的内分泌紊乱疾病，其主要临床特征如高雄激素血症、长期无排卵或稀发排卵等，都与生殖激素的失衡脱不开关系。因此，进行性激素六项检查和其他激素检查，了解患者的激素异常情况，有助于多囊卵巢综合征的诊断和治疗。

多囊卵巢综合征患者血清生殖激素的常见特征：

❶ 黄体生成素水平异常升高，对促性腺激素释放激素（GnRH）反应亢进；在发生多囊卵巢病变时，黄体生成素出现过多的突发性脉冲释放（释放速率在瞬间出现上下极限波动），多次血清黄体生成素测定值可在 15～40 mIU/mL 之间。

❷ 卵泡刺激素水平正常或偏低，致使 LH/FSH ≥ 2～3。

❸ 雄激素水平，如睾酮、雄烯二酮、脱氢表雄酮或硫酸脱氢表雄酮中的 1 项或多项的水平异常升高。

❹ 卵巢内卵泡分泌的雌二醇的水平相当于正常早、中卵泡期的水平，但血清中过量的雄激素在外周组织中转变为雌酮（E_1），肥胖患者的转换率更高。因此，血清 E_1 水平增高，$E_1/E_2 > 1$。

❺ 性激素结合球蛋白水平降低，游离睾酮水平升高。

❻ 10%～30% 的多囊卵巢综合征患者有轻度高催乳素血症，高催乳素血症可刺激肾上腺分泌硫酸脱氢表雄酮。

❼ 与排卵正常女性相比，多囊卵巢综合征患者血清及卵泡液中抗米勒管激素水平均较高，抗米勒管激素水平升高会阻碍卵母细胞的生长，降低胚胎质量。

> 专题

下丘脑-垂体-卵巢轴 & 下丘脑-垂体-肾上腺轴

下丘脑和垂体是调节生殖内分泌的重要器官。下丘脑小巧而强悍，掌管着我们的冷暖饥寒、喜怒哀乐，甚至我们的吃喝拉撒。它能调节我们的睡眠与觉醒，也能影响女性的月经和生育。下丘脑通过神经传导及垂体门脉系统将信息输往垂体，使垂体分泌相应激素。这些激素再作用于生殖腺相关的靶细胞，使其产生相应的激素，以维持正常的生殖功能。对于正常女性而言，下丘脑-垂体-卵巢轴及下丘脑-垂体-肾上腺轴在维持正常排卵、调节月经周期及生育方面有至关重要的作用。

1. 下丘脑-垂体-卵巢轴

下丘脑-垂体-卵巢轴由下丘脑、垂体、卵巢组成。各个环节相互影响、相互调节，形成一个完整而协调的神经内分泌系统。

下丘脑的神经细胞可以释放 **GnRH**，调节垂体中黄体生成素、卵泡刺激素的释放，从而影响卵巢中雌、孕激素的合成及其生殖功能。女性生殖具有周期性，在促性腺激素作用下，卵巢发生周期性排卵，生殖激素的分泌发生周期性变化，而卵巢分泌的雌、孕激素又能反向作用于下丘脑及垂体，调节相应激素的合成及分泌。

一般而言，下丘脑弓状核脉冲式释放GnRH的频率是1～2小时一次。当释放的频率增大时，可能会导致血清黄体生成素水平升高，血清LH/FSH增大；严重者可能发生排卵障碍，甚至出现多囊卵巢综合征的表现。

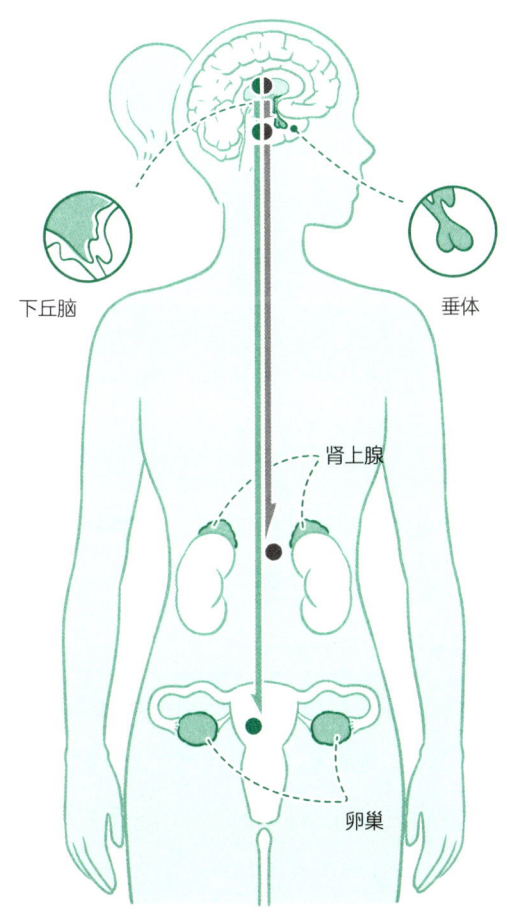

图5　下丘脑-垂体-卵巢轴和下丘脑-垂体-肾上腺轴

2. 下丘脑-垂体-肾上腺轴

下丘脑-垂体-肾上腺轴也是一个具有重要作用和反馈调节机制的复杂集合。这个反馈网络的存在，主要是为了调节身体对外界刺激的反应。下丘脑、垂体以及肾上腺三者之间通过激素的正反馈和负反馈相互作用，维持血中糖皮质激素水平的相对稳定，满足机体在不同状态下的生理需求。

下丘脑的神经细胞可以合成并分泌抗利尿激素（ADH）和促肾上腺皮质激素释放激素（CRH）。ADH和CRH可以促进垂体中促肾上腺皮质激素（ACTH）的释放，肾上腺皮质在ACTH的作用下可以合成糖皮质激素，糖皮质激素可以反馈作用于下丘脑和垂体，分别抑制CRH和ATCH的合成与分泌。如此，形成一个反馈调节环路。

CRH及其受体已经在一些女性生殖器官，比如卵巢、子宫中被鉴定出来。有研究提示，CRH本身可以直接调节排卵、着床等女性生殖关键步骤。

此外，CRH和糖皮质激素均可以抑制下丘脑中GnRH的分泌，这也是有些女性在过度节食或者体重迅速增加时会出现月经紊乱的原因之一。另外，也有研究提示，在持续应激状态下，女性可能出现类似于多囊卵巢综合征的表现，这也是由下游激素通过下丘脑-垂体-肾上腺轴负反馈调节下丘脑弓状核释放GnRH的频率引起的。

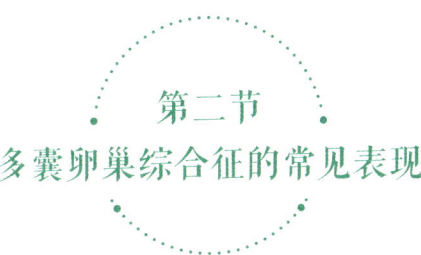

第二节
多囊卵巢综合征的常见表现

多囊卵巢综合征的临床表现呈多态性,可为月经稀发或闭经,以及多毛、痤疮、不孕、肥胖、胰岛素抵抗、黑棘皮症、脱发等。

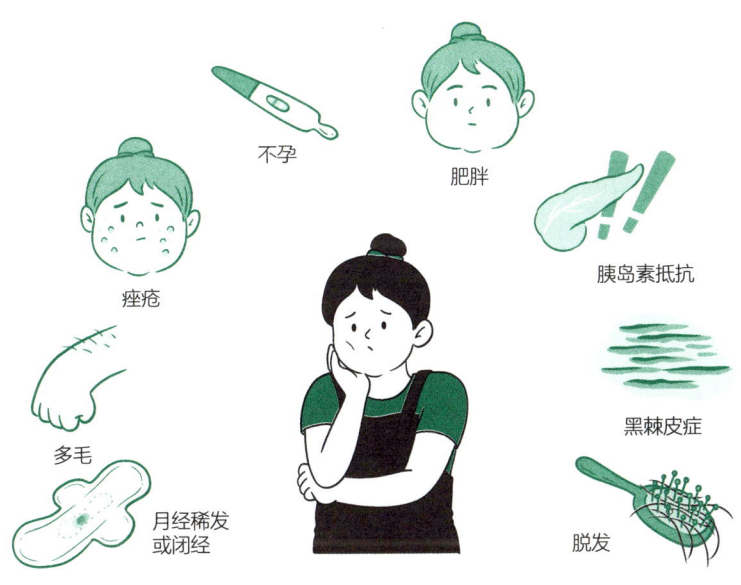

图6　多囊卵巢综合征的临床表现

月经失调

月经是伴随卵巢周期性变化而出现的子宫内膜周期性脱落及出血。正常月经具有周期性及自限性。

月经来潮的第1天为本次月经周期的第1天,2次月经第1天的间隔时间为1个月经周期。每次月经持续时间为经期。

月经失调是指源自子宫腔的异常出血,表现为月经周期、月经持续时间、经血量中的任何1项超过正常范围。

多囊卵巢综合征患者以月经失调为主要症状,多表现为月经稀发(月经周期为35天~6个月)或闭经,闭经前常有经量过少或月经稀发;也可表现为不规则子宫出血、月经频发或无规律性。

闭经是什么意思?闭经表现为无月经或月经停止。闭经分为原发性闭经和继发性闭经,前者指的是从未来过月经,后者指的是正常月经建立后月经停止6个月及以上,或按自身原有月经周期计算停止3个月经周期以上。多囊卵巢综合征所引起的闭经属于继发性闭经。

多囊卵巢综合征为什么会引起异常子宫出血呢?多囊卵巢综合征患者的卵巢无排卵或稀发排卵,导致孕激素分泌减少,子宫内膜因长期处于无孕激素对抗的高纯度雌激素的刺激下而持续增生。当雌激素水平小幅度下降或急剧下降时,就会引起雌激素突破性出血或撤退性出血。

少数多囊卵巢综合征患者有排卵,为什么也会出现异常子宫出血?这是因为卵泡发育障碍导致黄体功能异常,从而出现月经频发、黄体期出血或经期延长(＞7天)。

多毛

多毛症是指女性雄激素依赖区域的毛发过度生长、变长、变粗。高雄激素的多囊卵巢综合征患者可表现出不同程度的多毛,多数患者的多毛主要表现为性毛过度生长,阴毛浓密且呈男性型倾向,延及肛周、腹股沟或腹中线,也有患者的多毛表现在上唇和(或)下颌、乳晕周围、胸骨区、大腿。

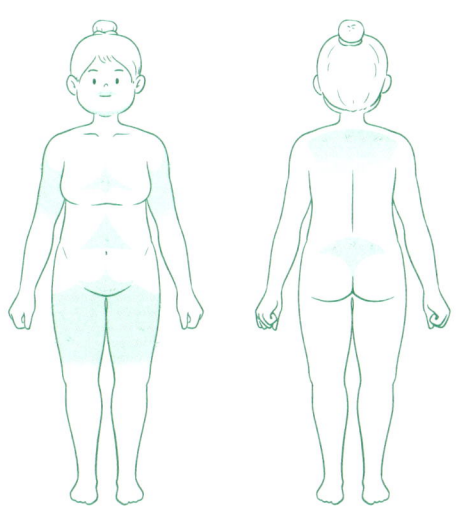

图7 多囊卵巢综合征患者的多毛表现

痤疮

在过高的雄激素水平的刺激下,原本对雄激素就很敏感的皮脂腺会承受不住,开始分泌更多的皮脂。皮脂阻塞毛囊口,使毛囊口角化过度,形成栓塞,导致油脂无法溢出并在毛囊内大量堆积。此时,痤疮丙酸杆菌等厌氧菌会趁机大量繁殖,皮肤表面会形成凸起、红肿,可恶的"痘痘"就这样产生。

与"青春痘"不同的是,多囊卵巢综合征引起的"痘痘"通常表现为成年女性痤疮,好发年龄在 25～40 岁,且症状较严重。这种痤疮多见于脸部,如前额、双侧脸颊等,胸背、肩部也可出现。痤疮最初表现为粉刺,如果弄破,会形成丘疹、脓包、结节、囊肿、瘢痕等,"生生不息"且常常伴有皮肤粗糙、毛孔粗大等问题。这种成年女性痤疮具有症状重、持续时间长、顽固难愈、治疗反应差的特点。

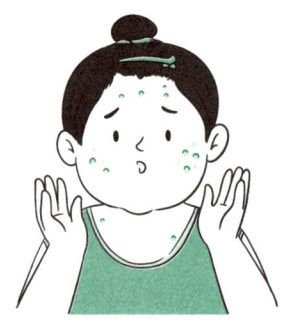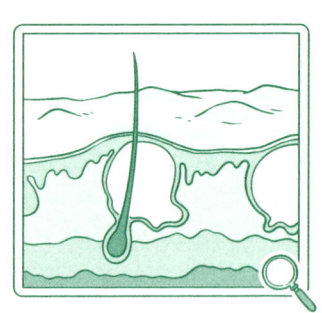

图8 痤疮的形成和分布

不孕

什么是不孕症？不孕症是一种由多种病因导致的生育障碍状态。女性有性生活且未采取任何避孕措施至少12个月而未孕，称为不孕症；对于男性，则称为不育。

诊断时需男女双方同时就诊，根据病史、排卵功能、输卵管通畅性和男方精液检查明确病因。

有排卵障碍或无排卵，以及子宫内膜容受性受损是多囊卵巢综合征相关不孕的重要原因。

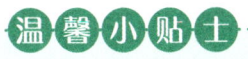

什么是子宫内膜容受性？

成熟卵子受精是妊娠的开始。精卵结合点燃了生命的火花，而"火种"要传下去，胚胎就必须要与母体建立密切的联系。胚胎的植入（或着床）这关键一步，需要母体的子宫内膜具有"接受性"（或容受性）。子宫内膜容受性即为子宫内膜接受胚胎植入的能力，取决于雌二醇和孕酮的精准调控。

肥胖

多囊卵巢综合征患者一定肥胖吗？多囊卵巢综合征患者中有 50%～75% 存在肥胖（体重指数 ≥ 28 kg/m²），且以腹型肥胖为主（腰围/臀围 ≥ 0.80），即腹部脂肪过度堆积。即使是体重在正常范围的女性，也可能出现腹部、上臂和腰部脂肪过度堆积的情况，这种现象与胰岛素抵抗有一定的联系。胰岛素抵抗会引起内脏脂肪增多，常常表现为腰围的增加，而肥胖反过来又会加重胰岛素抵抗的程度，所以肥胖和胰岛素抵抗之间是相互影响、相互加重的。瘦型多囊卵巢综合征患者中高胰岛素血症患者约占 30%，肥胖型多囊卵巢综合征患者中高胰岛素血症患者约占 75%。

另外，脂肪细胞通过分泌一些细胞因子促进雄激素合成，而雄激素又进一步促进脂肪合成，二者相互促进，形成恶性循环。这也是多囊卵巢综合征患者发生肥胖的原因之一。

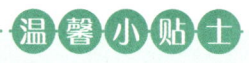

常用体质指标有哪些？

1. 体重指数（BMI） BMI=体重/身高²（单位：kg/m²）。
2. 腰围 肋骨下缘与髂嵴连线中点的腹部周径。
3. 臀围 臀部最大周径。
4. 腰臀比（WHR） 腰围/臀围。

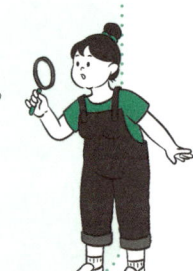

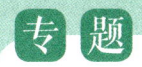

葡萄糖耐量试验与糖尿病诊断标准

建议 BMI ＞ 30 kg/m² 的患者进行 75 g 口服葡萄糖耐量试验（OGTT）。体型偏瘦但年龄大于 40 岁，曾患有妊娠糖尿病或有糖尿病家族史的女性，也需要进行 OGTT。

表2　OGTT 结果判读

项目	空腹血糖/(mmol/L)	服糖后2小时血糖/(mmol/L)	HbA1c/%
正常血糖	＜ 6.1	＜ 7.8	＜ 5.7
空腹血糖受损	6.1～7.0	＜ 7.8	5.7～6.4
糖耐量减低	＜ 7.0	7.8～11.1	5.7～6.4
糖尿病	≥ 7.0	≥ 11.1	≥ 6.5

注：糖化血红蛋白（HbA1c）是反映既往 2~3 个月平均血糖水平的指标，在临床上已作为评估长期血糖控制状况的"金标准"，也是临床决定是否需要调整治疗方案的重要依据。但 HbA1c 不能反映即刻血糖水平，也不能反映血糖的波动情况。

按病因，可将糖尿病分为 1 型糖尿病（T1DM）、2 型糖尿病（T2DM）、特殊类型糖尿病和妊娠糖尿病 4 种类型。

表3　T1DM 和 T2DM 的临床特征

项目	T1DM	T2DM
起病年龄	6月龄至成年，多见于儿童、青少年	常见于青春期后，多见于中老年人
临床特点	多急性起病	多慢性起病

续表

项目	T1DM	T2DM
是否存在自身免疫	是	否
酮症	常见	少见
血糖	高	不定
是否依赖胰岛素	绝对依赖	一般无需
肥胖	少见	常见
黑棘皮	无	有
占青少年糖尿病的比例	>90%	<10%
父母患糖尿病的比例	2%~4%	80%

国际糖尿病联合会（IDF）提出，OGTT后1小时血糖（以下简称1-h PG）可用于中度高血糖（IH）和T2DM的筛查和诊断。

❶ IH诊断标准　1-h PG≥8.6 mmol/L（155 mg/dL）应被诊断为IH（包括目前的空腹血糖受损和糖耐量减低）。患者需要进行生活方式干预，并参与糖尿病预防计划。

❷ T2DM诊断标准　1-h PG≥11.6 mmol/L（209 mg/dL）应被诊断为T2DM。患者需进一步复查以确切诊断，并接受进一步的评估和治疗。

胰岛素抵抗

胰岛素在人体中的重要作用是维持血糖水平、调节机体能量存储和生长发育。

胰岛素主要作用于人体的肝脏、骨骼肌和脂肪组织，指挥这些组织利用和储存葡萄糖。当这些组织对于胰岛素的指令失去了高反应性和高敏感性，则表现为胰岛素抵抗状态，主要特点是机体组织对葡萄糖的利用率下降。一方面，机体为了弥补下降的葡萄糖利用率，会反射性增加胰岛素的代偿性分泌，以增强指令的效力；另一方面，这种代偿性分泌的增加将会使机体呈现高胰岛素血症状态。

1980年，G. A. 布尔盖（G. A. Burghen）报告多囊卵巢综合征患者空腹胰岛素水平增高。现有研究表明，多囊卵巢综合征患者中50%～70%存在不同程度的胰岛素抵抗及代偿性高胰岛素血症。多囊卵巢综合征患者存在特有的胰岛素抵抗基础，无论胖者还是瘦者都有高胰岛素血症的发病风险。当分泌的胰岛素不足以将血糖有效降低至正常水平时，糖耐量减低或糖尿病就会出现。

黑棘皮症

黑棘皮症是严重胰岛素抵抗的一种常见的皮肤变化，常由胰岛素受体缺陷或体内存在胰岛素受体抗体所引起。患有高雄激素血症的女性大多患有多囊卵巢综合征，临床上高雄激素血症女性患者的黑棘皮症发生率为5%～29%。

黑棘皮症通常表现为阴唇、颈背部、腋下、乳房下和腹股沟等处皮肤皱褶部位出现灰棕色、天鹅绒样、片状、角化过度的病变（有时呈疣状），皮肤色素加深，呈对称性。

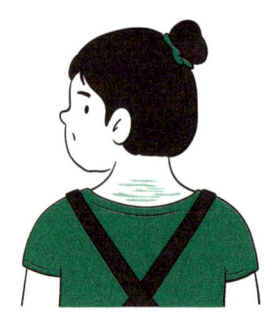

图9　黑棘皮症的表现

脱发

在本章第一节中，我们知道双氢睾酮是由睾酮转化而来的外周代谢产物。一方面，多囊卵巢综合征患者体内的睾酮水平升高，过多的睾酮转化成双氢睾酮，让毛囊加速进入休眠期，使头皮的毛囊退化，导致终末毛囊向微型毛囊转变，从而造成脱发。脱发多表现为弥漫性脱发，毛发稀疏（毛发越来越少、越来越薄）。另一方面，过多的双氢睾酮会导致过多的皮脂分泌，使毛囊口角化过度并形成栓塞，油脂因不能溢出而大量堆积在毛囊，影响毛囊的营养吸收和生长，使毛囊逐渐萎缩、坏死，导致新生头发不能长出和原有毛发脱落，形成脱发。

在脱发的区域和形式上，女性和男性会有一些区别。典型的女性型脱发有两种：头皮中部扩张但发际线保留（路德维希型）和前额部加重的圣诞树型（奥尔森型）。多囊卵巢综合征患者的脱发主要表现为头顶部的头发弥漫性减少、脱落（不会像男性型脱发那样严重），一般不会秃头，而且前额发际线一般能够得以保留。但是，有显著雄激素化表现的多囊卵巢综合征患者的脱发可能发展为典型的男性型脱发。

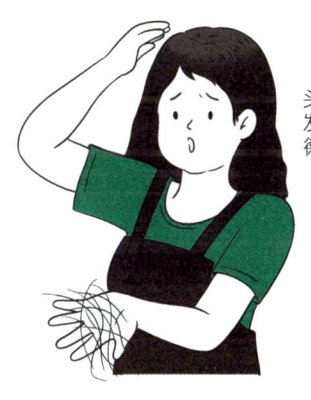
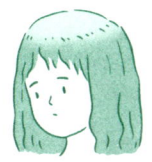
头皮中部扩张但发际线保留（路德维希型）

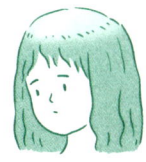
前额部加重的圣诞树型（奥尔森型）

图10　多囊卵巢综合征患者的脱发表现

多囊卵巢综合征是一种临床表现高度异质性的生殖障碍和代谢紊乱综合征。如果出现上述症状，不必恐慌，及时就诊，对症治疗。

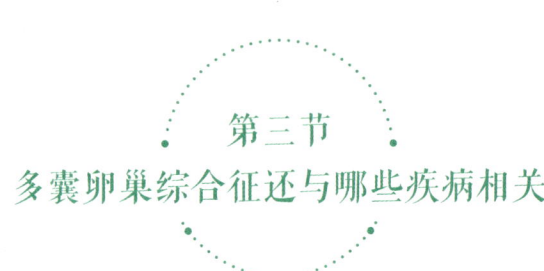

第三节
多囊卵巢综合征还与哪些疾病相关

多囊卵巢综合征作为一种多病因、临床表现呈多态性的内分泌综合征，还与代谢综合征，代谢相关（非酒精性）脂肪性肝病，阻塞性睡眠呼吸暂停，阴道炎，甲状腺功能异常，哮喘，妇科肿瘤，精神、心理异常，围产期相关疾病等相关。

代谢综合征

代谢综合征以胰岛素抵抗为病理生理学基础，是一组复杂的代谢紊乱疾病。它可导致肥胖、高血糖（糖尿病或糖调节受损）、血脂异常［高甘油三酯血症和（或）低高密度脂蛋白胆固醇血症］以及高血压等聚集发病，严重影响机体健康。

多囊卵巢综合征患者已成为代谢综合征的高危人群，而代谢综合征是心脑血管疾病的高危因素，也是子宫内膜癌的高危因素。肥胖、高血压、糖尿病被称为子宫内膜癌三联征。

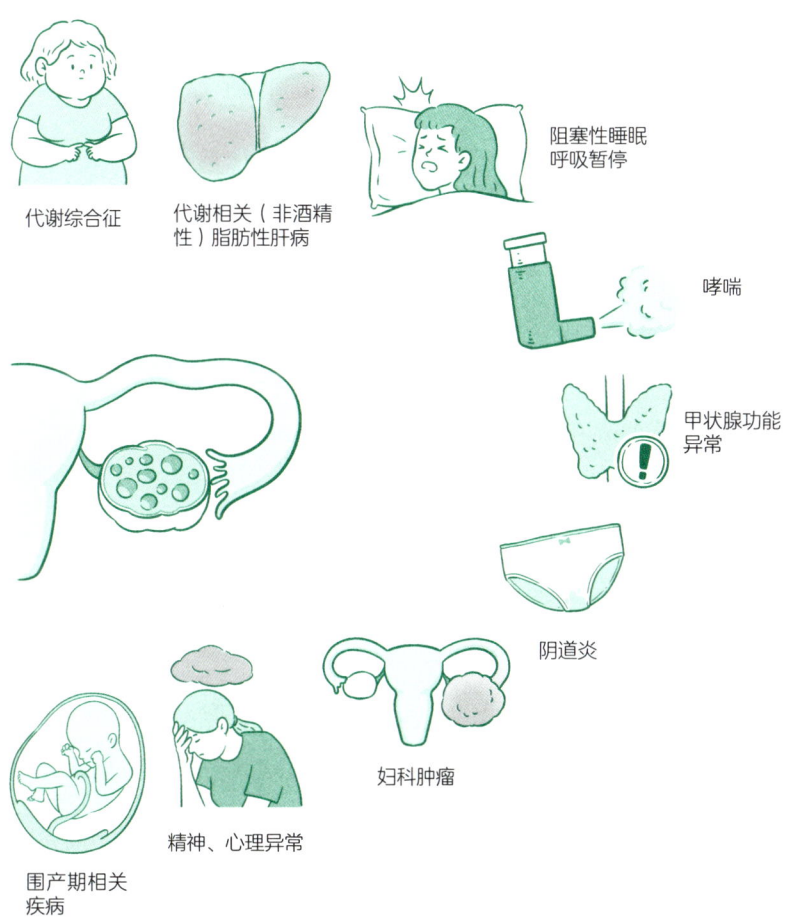

图11　一些与多囊卵巢综合征相关的疾病

1. 如何诊断

参照《中国 2 型糖尿病防治指南（2020 年版）》，代谢综合征的诊断标准如下所示。以下具备 3 项及以上即可诊断。

❶ 腹型肥胖（即中心性肥胖）：女性腰围 ≥ 85 cm。

❷ 高血糖：空腹血糖 ≥ 6.1 mmol/L 或 OGTT 后 2 小时血糖 ≥ 7.8 mmol/L 和（或）已确诊糖尿病并治疗者。

❸ 高血压：血压 ≥ 130/85 mmHg 和（或）已确诊高血压并治疗者。

❹ 空腹甘油三酯 ≥ 1.70 mmol/L。

❺ 空腹高密度脂蛋白胆固醇 < 1.04 mmol/L。

2. 如何防治

（1）生活方式干预

保持理想的体重，适当运动，改变饮食结构以减少热量摄入，限盐，减少含糖（或代糖）饮料摄入，戒烟，不过量饮酒和保持良好情绪等，都是有效的方法。生活方式干预不仅能减轻胰岛素抵抗和高胰岛素血症，而且能改善糖耐量并控制其他心血管疾病危险因素。

（2）药物治疗

针对各个组分的疾病，如糖尿病或糖调节受损、高血压、血脂紊乱以及肥胖等的药物治疗目标如下：

❶ 体重在1年内减轻7%～10%，争取达到正常BMI和腰围；

❷ 血压：糖尿病患者＜130/80 mmHg，非糖尿病患者＜140/90 mmHg；

❸ 低密度脂蛋白胆固醇＜2.60 mmol/L，高密度脂蛋白胆固醇＞1.30 mmol/L，甘油三酯＜1.70 mmol/L；

❹ 空腹血糖＜6.1 mmol/L，OGTT后2小时血糖＜7.8 mmol/L及糖化血红蛋白＜7.0%。

代谢相关（非酒精性）脂肪性肝病

代谢相关（非酒精性）脂肪性肝病（MAFLD）是除酒精和其他明确的肝损害因素外所致的肝脏损伤，是慢性肝病的主要原因，增大了肝癌患病风险。肥胖、糖尿病、高脂血症等是MAFLD的危险因素。

多囊卵巢综合征的胰岛素抵抗可能涉及参与胰岛素调节葡萄糖利用、合成、运输、贮存及降解等代谢过程的多个器官及组织，如肝脏、肌肉、脂肪等。在患有MAFLD的多囊卵巢综合征患者中，存在更为严重的胰岛素抵抗。

大部分患者没有明显不适，少数患者可有乏力、右上腹轻度不适、肝区隐痛或上腹胀痛等非特异症状，严重者可出现黄疸、食欲不振、恶心、呕吐等症状。若出现上述症状，建议到医院完善相关检查，及早发现，及早治疗。

阻塞性睡眠呼吸暂停

阻塞性睡眠呼吸暂停（OSA）是一种有潜在致死性的睡眠呼吸疾病，由夜间睡眠中反复出现上气道完全或不完全性阻塞而引起的周期性低通气或呼吸暂停，可导致缺氧、血压和心率波动增大及睡眠紊乱。OSA与糖尿病、高血压、冠心病、充血性心力衰竭及脑梗死等密切相关。OSA可能是上气道结构异常、咽肌功能障碍、全身脂肪重新分布、炎症、胰岛素抵抗、高雄激素血症及中枢呼吸调控异常等多个病因共同作用的结果。

多囊卵巢综合征患者的OSA发生率显著高于普通女性人群，危险因素包括肥胖，高雄激素，胰岛素抵抗，雌、孕激素缺乏或水平降低等。

如果你具有上述危险因素，又常出现以下症状，那么建议你尽早至医院进行评估和治疗：

❶ 困倦、非恢复性睡眠[①]、乏力或者失眠；

❷ 因憋气或者喘息从睡眠中醒来；

❸ 室友或者其他目击者证实你在睡眠期间存在习惯性打鼾、呼吸中断，或者两者皆有。

一般可通过整夜多导睡眠监测持续性监测呼吸、动脉血氧饱

---

① 非恢复性睡眠：指尽管前一晚的睡眠时间基本正常，但次日仍有疲劳、思睡等睡眠不足主观体验的临床现象。

和度、脑电图、心电图、心率等，以了解有无呼吸暂停，呼吸暂停次数、暂停时间，发生呼吸暂停时最低动脉血氧值及对身体健康的影响程度等。建议咨询医生，在医生指导下根据具体情况行相应检查。

哮喘

近来学者发现，多囊卵巢综合征患者哮喘发病率增大，而肥胖是危险因素。

哮喘的主要特征包括气道慢性炎症、气道对多种刺激因素呈现高反应性、广泛多变的可逆性气流受限以及随病程延长而导致的一系列气道结构的改变。临床表现为反复发作的喘息、气急、胸闷或咳嗽等，常在夜间及凌晨发作或加重，多数可自行缓解或经治疗后缓解。

甲状腺功能异常

甲状腺功能异常对雄激素的代谢、外周激素间的转换有影响，并可引起下丘脑-垂体-卵巢轴反馈信号异常，造成持续不排卵，引起月经失调、不孕、卵巢多囊样改变、糖和脂代谢紊乱等。

现有研究发现，多囊卵巢综合征患者中自身免疫性甲状腺炎发生率升高。自身免疫性甲状腺炎是最常见的自身免疫性甲状腺疾病，在女性人群中的发病率较男性高3～4倍，以甲状腺的炎症性破坏为主，早期仅表现为血液化验结果中甲状腺过氧化物酶抗体（TPO-Ab）呈阳性，而甲状腺功能正常、没有症状。严重者发生甲状腺功能减退，表现为畏寒、乏力、手足有肿胀感、嗜睡、记忆力减退、少汗、关节疼痛、体重增加、便秘、不孕、月经紊乱或经量过多等。

阴道炎

正常阴道内有多种微生物存在，这些微生物通常并不致病，它们通过与宿主之间相互依赖、制约，达到动态平衡。雌激素、局部pH呈酸性、乳杆菌及阴道黏膜免疫系统对阴道内微生态平衡起重要作用。雌激素可使阴道鳞状上皮增厚，并增加糖原含量。糖原可在乳杆菌的作用下转化为乳酸，维持阴道正常的酸性环境（pH≤4.5，多在3.8～4.4）。雌激素还可维持阴道黏膜的免疫功能。

女性的内分泌影响着阴道内的微生态。多囊卵巢综合征患者的阴道内环境受到体内激素含量变化的影响，特别是胰岛素抵抗和高雄激素血症，都会使阴道微生态平衡被打破，从而增大了感染细菌或者真菌的风险。此外，多囊卵巢综合征患者如果伴有异常子宫出血，也容易导致阴道内菌群紊乱。糖尿病、肥胖也是阴道炎发病的影响因素。

当有外阴瘙痒或白带异常时,应尽早前往医院进行妇科检查。感染的病原体不同,用药也不相同。切记不要自行在阴道内用药,如果用药不对症,会加重阴道内环境的紊乱,对治疗起到反作用。有些阴道炎需伴侣一同治疗。

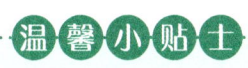

怎么做能减少阴道炎发病次数?

保持外阴清洁、干燥;减少局部刺激,如不穿紧身化纤内裤,及时清理分泌物、尿液、粪便等,避免冲洗阴道;合理作息、运动,多食用高蛋白食物。为避免重复感染,建议对密切接触的用品如内裤、毛巾等高温消毒。

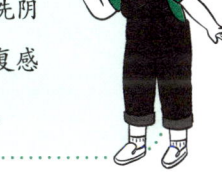

妇科肿瘤

许多人谈癌色变,那么多囊卵巢综合征患者更容易患癌吗?

1. 子宫内膜癌

子宫内膜每个月在雌激素的刺激下增生,随着排卵后孕激素分泌的增加,逐渐成熟并脱落。在这一过程中,孕激素对我们的子宫内膜起到保护作用。而多囊卵巢综合征患者由于长期无排卵或者稀发排卵,子宫内膜缺乏孕激素的保护,在雌激素的刺激下不断增生。轻者子宫内膜容易出现过度增生，形成息肉；重者子宫内膜癌变，形成子宫内膜癌。

多囊卵巢综合征患者患子宫内膜癌的风险比正常女性增加2～6倍。子宫内膜癌通常在绝经前出现。

我们该如何发现和预防子宫内膜癌呢？子宫内膜增生、子宫内膜息肉、子宫内膜癌常见的早期表现就是月经失调。如果长期经血量大、月经持续时间长、月经周期不规律，可通过超声检查观察子宫内膜厚度、子宫内膜有无息肉，必要时进行药物治疗，或手术刮宫，或宫腔镜检查，以判断子宫内膜是否存在病变。我们在前面提到过，代谢综合征是子宫内膜癌的高危因素，肥胖、高血压、糖尿病被称为子宫内膜癌三联征。因此，通过生活方式干预和药物治疗将各项指标控制在正常范围内，对预防子宫内膜癌也大有裨益。

2. 卵巢癌

卵巢癌的发病机制目前尚未完全明了，但医学界普遍认为排卵次数越多，卵巢癌变的概率就越高，而多次怀孕、口服避孕药可减少排卵次数，从而降低卵巢癌的发生风险。

那是不是得了多囊卵巢综合征，因为不排卵，反而保护了卵巢，降低了卵巢癌的发生风险呢？从这个角度来说，有这种可能性。但是随多囊卵巢综合征而来的高雄激素水平、持续雌激素刺激以及其他激素紊乱，也会增大卵巢癌的发生风险。也许"正负相抵消",但目前的研究并没有发现多囊卵巢综合征与卵巢癌之间的明显关系。然而,在研究过程中,科学家却发现了青少年期肥胖倒是能增大卵巢癌发生的风险,这就给青少年控制体重又增加了一个理由。当然,科学家也发现并不是越瘦越好,其实只要维持正常体重就行,过犹不及。

该如何尽早发现卵巢癌呢?因为早期卵巢癌基本没什么症状,所以大部分时候很难早期发现,但定期进行妇科B超检查是尽早发现卵巢癌的有效方法。

3. 乳腺癌

乳腺癌与雌激素终身累积有关,那些增大雌激素暴露风险的因素,如初潮早、绝经晚、首次怀孕年龄较大,都会增大患乳腺癌的风险;但雄激素与乳腺癌的关系目前还没明确,有研究显示雄激素水平高会增大乳腺癌的发生风险,也有学者认为雄激素对乳腺有保护作用。

目前已知肥胖也是乳腺癌的危险因素,而多囊卵巢综合征患者常有激素紊乱、高雄激素血症合并肥胖,因此科学家推测多囊卵巢综合征可能对乳腺癌的发生发展有影响。但好消息是,现有数据没有发现多囊卵巢综合征与乳腺癌发生风险之间有明确的关系。至于这两者间是否真的有关联,还需要进一步研究以得到更可靠的结论。

那乳腺癌该如何筛查呢?首先得靠自己平时注意检查乳腺有

无结节，其次就是定期做乳腺超声和钼靶检查。这些都是可靠的筛查方法。

>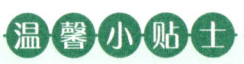
>
> ### 子宫内膜增生一定会变成子宫内膜癌吗？
>
> 子宫内膜增生分为子宫内膜不伴不典型增生和子宫内膜不典型增生。子宫内膜不伴不典型增生由雌激素长期作用而无孕激素拮抗所致，发生子宫内膜癌的风险极低。子宫内膜不典型增生发生子宫内膜癌的风险较高，属于癌前病变。准确的诊断和及时、适当的治疗可以降低这种癌前病变转化为癌症的风险。
>
> 如果患有子宫内膜不典型增生，还有生育的机会吗？答案是，经过积极的治疗，有生育的机会。

精神、心理异常

女性学习、工作压力大，离婚，不孕，结婚后与丈夫家庭不和，父母经常争吵，父母早逝，父母有精神分裂症，父母有一方粗暴易怒，童年生活压抑，肥胖等，均能在不同程度上导致精神、心理压力大，进而导致精神、心理异常。压力信号刺激肾上腺皮质分泌盐皮质激素、糖皮质激素和脱氢表雄酮，引发多囊卵巢综合征，进而使得抑郁、焦虑和社交恐惧的情况更严重。

有研究表明，患有精神疾病者，如患有双相情感障碍（既有躁狂发作又有抑郁发作）、孤独症（社会交往障碍、交流障碍、兴趣狭窄和刻板重复的行为方式）、神经性贪食症（反复发作性暴食，伴随防止体重增加的补偿性行为及对自身体重和体形的过分关注）、创伤性应激障碍［个体对异乎寻常的威胁性、灾难性事件的延迟和（或）持久反应］、抑郁、焦虑、人格障碍者，多囊卵巢综合征的发病率增大。这可能与抗精神病药物的使用有关，也可能与遗传基础和共同的生化基础有关，还可能与情绪变化引起调节生殖的激素和神经递质失衡相关。

此外，长期服用抗精神病药物又会加重由多囊卵巢综合征引起的肠道菌群失调，并对女性的生殖能力和生活质量产生负面影响。所以，若长期服用抗精神病药物，有自知力者（对自身精神状态有认知能力者）要主动告诉医生自己的症状，便于医生综合评估，进行个体化治疗。

抑郁症的核心症状是什么？

抑郁症的核心症状包括情感低落，兴趣及愉快感缺乏，精力或体力下降，也可能表现为易激惹，严重者可能产生自杀意念及行为。

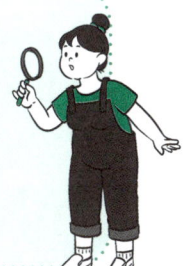

围产期相关疾病

1. 流产

为什么多囊卵巢综合征患者更容易流产？多囊卵巢综合征患者存在肥胖、高胰岛素（或胰岛素抵抗）、高黄体生成素、高雄激素、泌乳素轻度升高等病理生理变化，可导致黄体功能不全和绒毛间隙血栓形成倾向。以上病理生理变化被认为是多囊卵巢综合征自然流产率增高的高危因素。

2. 妊娠糖尿病

多囊卵巢综合征伴有胰岛素抵抗使得妊娠糖尿病（GDM）和2型糖尿病的发生风险大大升高。多个荟萃分析表明，多囊卵巢综合征患者GDM的发生风险约为一般妊娠女性的3倍。因此，一些临床实践指南把多囊卵巢综合征列为GDM发生的高危因素之一。高龄、孕前肥胖、高雄激素血症、孕期体重增加过多、多胎妊娠者，怀孕后尤其应注意定期筛查血糖。

孕期血糖控制不好，那么将直接影响母婴近期和远期健康，如近期发生产后出血、流产、胎儿畸形、羊水过多、新生儿呼吸窘迫综合征、新生儿低血糖的风险增高，胎儿远期罹患糖尿病、肥胖、高血压等的风险增高。GDM与产后终身的糖尿病发生风险增高有关。即使产后初次随访测得的血糖水平正常，仍建议遵循健康饮食模式，每1～3年进行一次血糖检测，以及时发现糖尿病及糖尿病前期状态。可以使用任意一种血糖评估方法，例如产后42天再次进行OGTT，每年监测空腹血糖和糖化血红蛋白水平，每3年进行OGTT。

3. 妊娠期高血压疾病

妊娠期高血压疾病是妊娠与血压升高并存的一组疾病，总的发生率为5%～12%，随孕妇年龄分布和初产妇比例而有所不同。该组疾病包括妊娠高血压、子痫前期、子痫、慢性高血压并发子痫前期和妊娠合并慢性高血压，严重影响母婴健康。临床表现为血压高于正常值上限（140/90 mmHg）。当病情进展至子痫前期，还可有持续头痛或视觉障碍等中枢神经系统异常表现、尿蛋白水平升高、持续性上腹痛、肝肾功能异常等。

在世界范围内由妊娠期产科并发症导致的孕产妇死亡病例中，有10%～15%与子痫前期和子痫有关，因此妊娠期高血压疾病尤其需要引起重视。近来研究表明，妊娠前多囊卵巢综合征是妊娠高血压及子痫前期的独立且显著的危险因素，与孕期体重增加情况相关。但即使严格控制体重，正常BMI的多囊卵巢综合征孕妇仍较正常孕妇有更高的患妊娠期高血压疾病的风险。

4. 早产

为什么多囊卵巢综合征患者更容易早产呢？母体雄激素水平

较高时，胎盘体积、重量明显减小，对胎盘物质运输与胎儿生长发育产生异常影响。雄激素还能在一定程度上增加子宫颈部位胶原酶的活性，降低胶原纤维水平，过早促进子宫颈成熟，从而引发早产。多囊卵巢综合征患者发生妊娠期并发症、合并症（如妊娠糖尿病、妊娠期高血压疾病）的风险增高，进而导致羊水过多、胎盘早剥、胎儿生长受限、胎儿窘迫、胎儿畸形的发生率增高，这些均为早产的重要因素。另外，多囊卵巢综合征可致孕妇血液黏稠度增高，使孕妇在妊娠期和产后发生血栓性疾病的风险增高约1.4～5.3倍，容易导致早产。

5. 围产期抑郁

围产期抑郁包括妊娠期间或分娩后4周内出现的抑郁发作，是导致孕产妇心理健康不良事件的重要原因，可能导致孕产妇及其子代的不良结局。对孕产妇的可能不良影响包括妊娠剧吐、子痫前期、流产或早产，严重时可引起自伤、自杀、伤婴或杀婴等恶性事件，还可能影响母乳喂养、母婴关系，以及孕产妇与配偶、家人的关系。对胎儿或新生儿的可能不良影响包括胎儿生长受限或低出生体重儿、早产、新生儿喂养困难、新生儿发生胃肠道疾病的风险和住院的风险增高，还会导致子代脑结构和功能的异常或损伤，进而对子代的神经行为发育产生近期和远期影响，如引起注意缺陷多动障碍、孤独症、焦虑、语言发育迟缓和学习能力低下等。

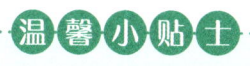

出现哪些情况需要警惕围产期抑郁？

有以下情况的孕产妇需要警惕围产期抑郁：

对养育新生儿极度缺乏自信，有自责自罪感、无价值感，失眠，食欲减退，注意力或记忆力下降；存在伤害自己、婴儿或其他人的想法或行为，或出现幻觉、妄想等精神症状，或已不能照顾自己或婴儿；滥用酒精或药物及对伴侣有暴力行为。

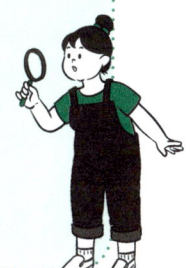

第四节
为什么会得多囊卵巢综合征

多囊卵巢综合征的病因至今尚未阐明。结合多囊卵巢综合征所呈现的临床表现的高度异质性,多数学者认为其发病是多个关键基因与环境因素相互作用的结果,即遗传易感性、产前发育不良事件、生活方式及所接触的环境相互作用的结果。

可能有家族遗传

多囊卵巢综合征有明显的家族遗传倾向,患者的一级女性亲属,比如患者的母亲或姐妹,很可能也患有多囊卵巢综合征。但是多囊卵巢综合征具体是由哪些基因导致的,还有待验证。研究发现,胰岛素抵抗相关的基因、类固醇激素(如雄激素)合成及代谢相关的基因、炎症细胞因子相关的基因都可能与多囊卵巢综合征的发生有关。

宫内高雄激素暴露

什么是宫内高雄激素暴露？多囊卵巢综合征患者在孕期时，体循环中升高的雄激素水平可能通过胎盘传递给胎儿，使胎儿暴露于宫内高雄激素环境（如睾酮水平升高的羊水，睾酮、雄烯二酮水平升高的脐带血）中。

若胚胎一开始便处于不利的宫内环境，其器官结构和功能将会通过产生一系列不可逆的变化来适应未来环境，这种发生在胚胎时期的不可逆变化可能增加其成年后患慢性疾病的风险。近来发现，母亲孕期宫内高雄激素暴露作为环境因素，可引起胎儿卵巢类固醇激素（如雄激素）产生、与胰岛素作用有关的基因表观遗传修饰改变，进而参与子代多囊卵巢综合征的发生发展。

接触内分泌干扰物

内分泌干扰物会阻断或干扰我们体内激素的分泌，进而引起各种身体不适，甚至最终引发疾病。其实，内分泌干扰物出现在我们周围的很多地方，如饭盒、饮料瓶、洗发水中。

以邻苯二甲酸二辛酯（DEHP）为例，DEHP在水、空气、土壤和食品等中广泛存在，其物理特性良好、成本低廉，是世界上使用范围最广、产量最多的塑化剂，全球产量每年在300万～

400万吨，被广泛用于聚氯乙烯塑料、医疗设备、药品涂料、建筑材料、食品包装与加工。但同时，DEHP也是目前已知的具有生殖发育毒性的最常见的环境内分泌干扰物之一。常温下，在塑料制品使用过程中，DEHP的释放量不高，但在高温环境下，DEHP会加速释放。笔者团队研究发现，多囊卵巢综合征不孕患者卵泡液中的DEHP含量明显增高，DEHP可能改变与颗粒细胞发育相关的关键细胞通路因子的转录水平，导致颗粒细胞内甾体激素合成代谢、细胞周期、细胞增殖凋亡等出现异常改变，引发女性排卵功能障碍。可见，生产塑料制品的原料——塑化剂DEHP对人体生殖健康有负面影响，长期接触塑料制品会增大女性患多囊卵巢综合征的风险，导致不孕。

又例如，双酚A（BPA）在大气、河流、地下水、食物、饮用水及空气尘埃中广泛存在，可用于合成聚碳酸酯、环氧树脂和热感纸，被广泛用于我们日常使用的产品，如水管、电子设备、纸张、玩具、食品包装、罐头涂料、塑料瓶子等。BPA以不同方式进入人体后，在体内不断聚集，当达到一定浓度后，可能通过促进肥胖、影响糖脂代谢、扰乱雌激素和雄激素的功能，导致内分泌紊乱。体内BPA浓度升高与胰岛素抵抗呈正相关。BPA亦会损害子宫内膜的正常增殖，降低子宫内膜容受性。

笔者团队最新研究发现，广泛存在于空气大气颗粒物、室内和环境灰尘中的新型环境污染物、轮胎抗氧化剂——N-（1,3-二甲基丁基）-N'-苯基对苯二胺-醌（6PPD-Q）在多囊卵巢综合征患者卵泡液中的含量显著升高，而且体内外实验表明6PPD-Q暴露可引发卵巢颗粒细胞功能障碍，并导致排卵障碍。

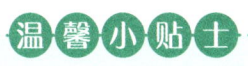

日常生活中如何减少在有害的内分泌干扰物环境中暴露？

减少接触，比如把塑料水瓶等容器换成玻璃或不锈钢的，将食物储存在玻璃或陶瓷容器中，扔掉旧的和有划痕的塑料容器，不要用微波炉加热塑料容器中的食物，使用锡纸代替保鲜膜，使用不含邻苯二甲酸盐和硫酸盐的洗发水和化妆品等。

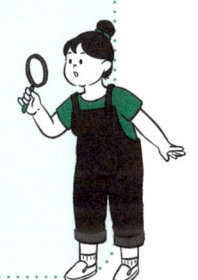

昼夜节律紊乱

你是否从事着经常需要熬夜的工作？你是否有晚睡的生活习惯？如果你晚上12：00以后入睡是常态，睡眠质量越来越差，入睡困难，数了上万只的绵羊仍然睡不着，好不容易睡着了，又很容易被吵醒，白天反而昏昏欲睡、无精打采，那么这可能是昼夜节律紊乱的表现。

我们大脑的第三脑室顶有一个控制睡眠的重要器官，它来源于神经外胚层，外形酷似松果，被称为"松果体"。松果体分泌的神经内分泌激素——褪黑素（MT）在体内发挥着促进睡眠的作用，能够稳定和加强昼夜节律，并有利于保持睡眠-觉醒周期的规律性。有研究表明，睡眠障碍与MT分泌异常有关。MT的生物合成受光周期的影响。光/暗周期刺激信号从眼睛传递到视交叉上核，接着传入下丘脑的室旁核，然后通过多突触途径到达松果体，从而使体内MT的水平呈昼夜性的节律变化（呈现昼低夜高的正弦图像），在凌晨2:00～3:00达到峰值。

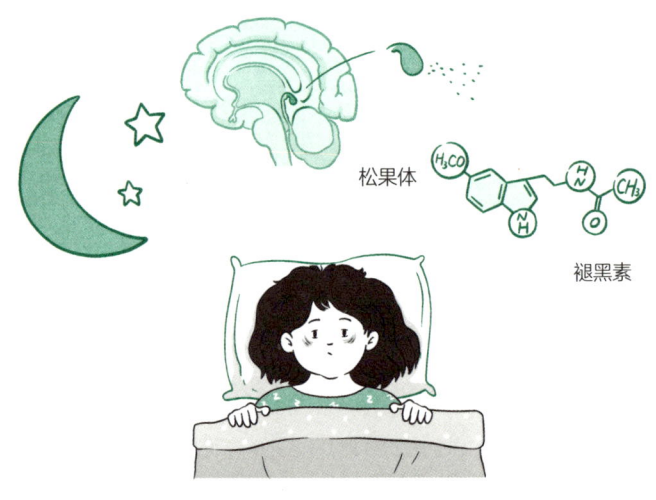

图12　睡眠障碍与MT分泌异常有关

内源性诱导或外界环境因素造成的昼夜节律破坏，可能会扰乱体内生物钟的功能，改变MT的分泌模式。夜间，人体内MT的分泌时间比个人习惯的睡眠时间早2小时。夜间的轮班工作、飞行时区的改变、熬夜玩手机和电脑等使人体长时间暴露于光照之下，特别是波长处于450 nm左右、具有相对较高能量的短波蓝光。短波蓝光大量存在于电脑显示器、荧光灯、手机、LED 等发出的光线中，会加速眼睛黄斑区细胞的氧化，严重威胁我们的眼睛健康。除此之外，它还会抑制 MT 的分泌，导致睡眠质量降低或者难以入睡，打破人体的昼夜节律。

近年研究发现，MT 还是强效内源性抗氧化剂，对女性生殖发育、维持妊娠等均有调节作用。正常的卵泡液中含有高浓度 MT，可有效保护卵母细胞，使其免受氧化应激损伤。多囊卵巢综合征患者可能由于昼夜节律紊乱出现早晨的高 MT 水平，且夜间和白天的 MT 水平差异较小，而卵泡液中的 MT 水平较低。

那么 MT 水平的不足是否参与多囊卵巢综合征的发病过程呢？笔者团队通过大样本、多中心的临床研究，发现夜班工作或睡眠障碍与多囊卵巢综合征存在显著关联；还通过细胞的体外培养研究和动物模型的建立，发现其中一个发病机制是多囊卵巢综合征女性卵巢颗粒细胞中全基因组表达改变导致昼夜节律紊乱。

肠道菌群失调

人体内有数以万亿计的微生物，肠道中的微生物密度最高，形成肠道微生物群。肠道微生物群包含细菌、古细菌、真菌和病毒。在人体的不同生长发育阶段，肠道菌群存在动态变化，但在成年期时肠道菌群达到稳定状态。生命早期的肠道菌群状态可影响成年期人体的健康状况。在肠道的不同部位，菌群的组成也不同。而肠道菌群稳态的破坏，与孤独症、肥胖、糖尿病、心脏病和炎症性肠病等的发生相关。

近来有研究发现，雌激素或雄激素的变化有可能通过调节胃肠系统、大脑和（或）外周受体信号而导致肠道功能改变，引起多囊卵巢综合征患者代谢障碍及免疫异常。

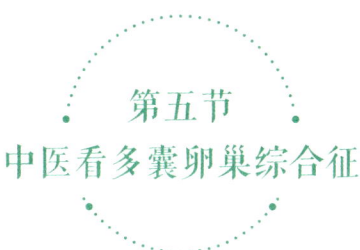

第五节
中医看多囊卵巢综合征

根据多囊卵巢综合征的表现，中医学可将多囊卵巢综合征归于"闭经""癥瘕"等病证范畴。现代中医学术界根据《黄帝内经》和历代有关著述，对肾气、天癸、冲任、胞宫之间的关系及其调节作用进行了相关研究，逐渐形成了中医学的肾气-天癸-冲任-胞宫轴的概念。在西医中，多囊卵巢综合征同下丘脑-垂体-卵巢轴相关。

在西医中，肾脏是一个身体器官，而中医对"肾"的定义比西医的"肾脏"要广得多。中医学认为，"肾"是主宰身体的动力源泉，决定人的生长发育、生殖功能、遗传能力、水液代谢、呼吸功能调节等。肾为藏精之脏，藏先天之精，主生殖，为先天之本，是生长发育和生殖之根本。肾所藏之精是构成人体和维持生命活动的基本物质，也是男女生殖的基础。肾精所化之气是机体活动的原动力，而人体之精又是血液生成的来源之一，直接为胞宫行经、胎孕提供物质基础。

人体的先天之精来自父母的遗传，与体质的形成密切相关。

现代医学认为，体质是遗传与环境因素共同影响形成的，这与多囊卵巢综合征的发病与遗传和环境有关这一观点一致。中医学认为，卵子是肾中所藏"阴精"，卵子的发育成熟与肾精的充盛密切相关。

肾藏精，为生殖之本。肾气充足，天癸能不断得到充养，冲任从而充盛，卵巢则能保持旺盛的生理功能，既为卵泡发育成熟提供物质基础，又为正常卵子排出提供原始动力。对多囊卵巢综合征患者而言，若肾气不足，则天癸后资无源，冲任失调，卵巢的生理功能就减弱、衰退，肾气-天癸-冲任-胞宫轴难以正常地启动和维持，因而无法促进卵泡成熟和触发排卵，女性就会出现月经紊乱，以及不孕。所以说，肾虚是多囊卵巢综合征的根本病机所在。

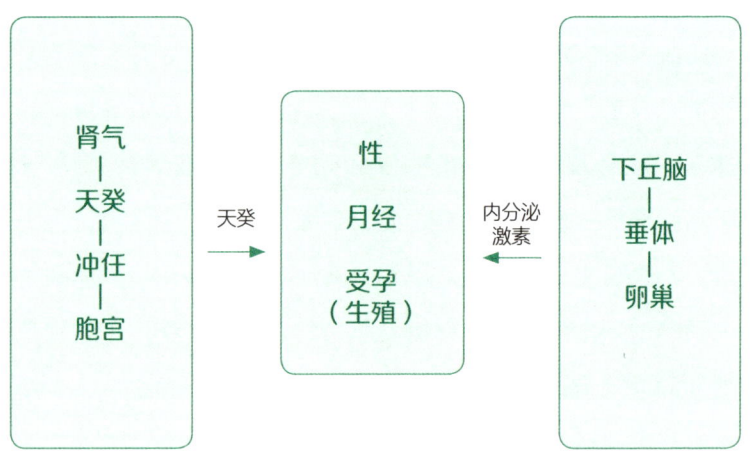

图13　中医机能轴与西医性腺轴

天癸，源于先天，藏之于肾。人体发育到一定时期，肾气旺盛，受后天水谷精微的滋养，肾中真阴不断得到充实，天癸逐渐成熟。天癸男女皆有，是肾气充盛产生的促进生殖功能发育、成熟、旺盛的精微物质。于女性而言，天癸始于青春期，竭于绝经期。但在古籍中，天癸具体为何种物质并未阐明，有学者认为天癸是女性月经、生殖细胞，也有可能是与生殖有关的内分泌物质。目前虽尚无定论，但可以肯定的是，天癸并不是针对单一功能或物质的解释，而是对生殖相关物质的总结性概括。古籍中提到"天癸至……月事以时下，故有子""天癸竭，地道不通，故形坏而无子也"，说明天癸是促成月经产生和胎儿孕育的重要物质。在天癸"至"与"竭"的生命过程中，天癸始终存在，并对冲任二脉、胞宫起作用。因此，天癸通达于冲任二脉，不仅促使胞宫生理功能出现，而且是维持胞宫行经、胎孕正常的主要物质。

冲任二脉均属于奇经八脉，循行走向起于胞中，与生殖系统有直接的经络联系。冲脉与十二经相通，为十二经气血汇聚之所，是全身气血运行的要冲，故有"十二经之海""血海"之称。人体中的精、血、津、液等阴精都由任脉管理，所以任脉又称"阴脉之海"。从冲任二脉所循行的位置及其各自的生理作用可以看出，冲任二脉与女性的胞宫有直接的经络联系，并且冲任二脉的盛衰会直接影响女性的月经和妊娠。

胞宫，在中医学中又称"女子胞"，指女性产生月经和孕育胎儿的器官，包括子宫、卵巢、输卵管等女性主要的内生殖器。当体内肾气旺盛、天癸成熟、冲任通盛、血溢胞宫时，月经来潮，这是女性生理周期的标志。

肾气、天癸、冲任、胞宫各环节之间相互关联，不可截然分开。在女性生理周期的整体调控中，肾气、天癸、冲任、胞宫有着规律性的转化：起决定性作用的肾气充盛，随之天癸到来，任脉通、冲脉盛，气血调和，下注于胞宫，胞宫才能正常地调控女性的月经和生殖。其中任何一个环节出现问题，都会引起机能轴功能的失调，导致月经失调、不孕等症发生。

《黄帝内经》记载："女子七岁，肾气盛，齿更发长。二七，而天癸至，任脉通，太冲脉盛，月事以时下，故有子……七七，任脉虚，太冲脉衰少，天癸竭，地道不通，故形坏而无子也。"由此可见，女性的主要生理特点是月经和妊娠，这两者均与肾气、天癸、冲脉、任脉关系密切。女性先天肾气得到后天水谷精微的滋养，从7岁以后逐渐旺盛，到14岁左右便初步充实，促使天癸这种物质出现，从而任脉通、太冲脉盛，两者彼此协调，月经则按期来，女性初具生殖能力。及至49岁左右，女性任脉开始变虚弱，太冲脉逐渐衰少，天癸这种物质也逐渐涸竭，性机能减退，月经便停止，生殖器也会随之萎缩，生殖能力因而丧失。

第二章

多囊卵巢综合征的中西医保健方法

对于多囊卵巢综合征,需进行长期的健康管理。生活方式干预是首选的基础治疗方式,尤其是对合并超重或肥胖的多囊卵巢综合征患者而言。生活方式干预应在药物治疗之前和(或)伴随药物治疗进行,包括饮食控制、运动和情绪管理,可有效改善健康状态,提高生命质量。

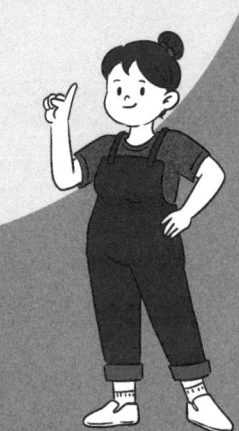

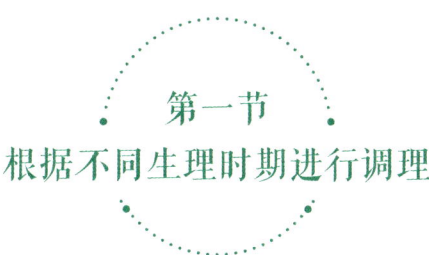

第一节
根据不同生理时期进行调理

中医认为,女性的生理时期主要分为月经期、妊娠期、产后期(哺乳期)、围绝经期。只有了解女性各个生理时期的特性,才能进行辨证施治,更好地对多囊卵巢综合征进行分阶段调理。

月经期:注意保暖,避免受凉

多囊卵巢综合征患者在月经期表现为经血排出不顺畅,或伴有腰酸背痛、头晕无力、手脚冰凉、情志不畅……在这个时期,如果能注意生活细节,并善用中医养生之法,则可逐步改善这些恼人的症状,心情舒畅地平稳度过这一时期。

女性在月经期抵抗力会下降,容易受凉,受凉后会使血液瘀滞,从而产生痛经,长期痛经还可能引起其他妇科疾病。因此,在月经期间千万不能受凉,尤其是肚子和脚不能受凉。

首先,腹部要保暖。尤其是在夏天,尽量少穿露脐装,在空调屋里睡觉时也一定要盖好肚子。其次,脚也别受凉。这是很多女性容易疏忽的地方。中医认为，寒从脚下生，在月经期尽量少穿凉鞋，在空调屋里也最好穿上薄袜。最后，尽量少吃生冷的食物。女性在月经期可食用温性的食物（如红糖姜汤），或是用适量艾叶、荆芥煮水喝。这样做有温经、散寒、祛风等功效，还有助于缓解痛经。

保健提示

- ◆ 尽量不要捶打腰背。
- ◆ 禁性生活，否则会造成经量增大、经期延长，甚至造成宫内感染，引发盆腔炎等。
- ◆ 如果是器质性原因引起的痛经，患者应及时就医，以免病情加重。

妊娠期：滋阴养血，稳固胎元

妊娠期是女性受孕后至分娩前的生理时期，俗称"孕期"。在孕期，准妈妈们大多会把关注的焦点放在宝宝身上，但准妈妈们也不能忽视自己身体的养护。有研究表明，与健康女性相比，多囊卵巢综合征患者发生妊娠并发症以及出现不良妊娠结局的风险增大，因此多囊卵巢综合征患者在孕期更要注重安胎。

在妊娠期的不同阶段，关注的要点不同。主要按以下3个阶段进行调理：

(1) 孕早期：养胎气

在此时期，胎儿尚未发育完全，孕妇不宜服食药物，重要的是调心。孕妇要做到：目不视恶色，耳不听淫声，口不吐傲言，心无邪念和恐怯。在饮食方面，注意饥饱适中，宜清淡、精熟，宜清热、滋补而不宜温补，否则易导致胎热、胎动，进而造成流产。

(2) 孕中期：助胎气

在孕中期，胎儿成长迅速，孕妇要调养身心、心平气和以助胎气，因为太劳会气衰，太逸会气滞；要多晒太阳，少受寒，尽量少穿露脐、露背装；要注意饮食美味及多样化，需摄入丰富的营养，但不能吃得太饱，可多吃蔬果以通便。在此时期，阴血常不足，孕妇易生内热，宜养阴补血。

(3) 孕后期：利生产

在孕后期，多数孕妇会因脾气虚、不能制水而出现水肿，以及因阴虚血热、胎热不安而出现早产。在此时期，孕妇要衣着宽松，不能坐浴，要心静，不可大怒。

此外，如果是有流产史、有胎停育史、高龄（尤其是怀二胎的）、身体素质差的多囊卵巢综合征孕妇，一定要注意保胎。最好在孕前先进行调理，只有身体素质好了，"土壤"（子宫内膜）肥沃了，将来宝宝才会更健康。

◆ 尽量选择散步等活动，禁止剧烈运动，尤其是在孕期前3个月。
◆ 禁性生活，尤其是在孕期前3个月和后3个月。
◆ 孕妇易出现便秘的情况，久之易诱发痔疮或使原有痔疮加重，因此孕妇平素应多食富含膳食纤维的蔬菜，以及香蕉、蜂蜜等促进排便的食物。

产后期（哺乳期）：补气养血，促进恢复

俗话说："产前一盆火，产后一块冰。"产妇分娩以后，由于失血过多，会出现气血亏虚的情况，常会表现出怕风怕冷、四肢发凉等一派寒象。针对这种情况，可采用药膳调理，在饮食中适量加党参、黄芪、当归、红枣、小米、玉米等，通过调养气血来全面调理虚弱的身体状况。需要注意的是，产妇尽量不要吃生冷的食物，饮食宜温热、熟软，即使是水果，也最好加热后食用。

在产后期（哺乳期），恶露不尽也是很多新手妈妈常遇到的问题。这主要是子宫恢复不良引起的，如果不及时处理，容易引起宫内感染。一般情况下，产后4～6周即可排净恶露，如果恶露时间延长或血量增大，应及时就医。

产后恶露排出时，会使血室大开，同时产后期女性易出现大量褥汗，因此产后卫生清洁尤为重要。清洁过程中要避免接触冷

水，可采用淋浴或者用温姜水擦拭，洗头后需要立即用吹风机吹干头发，避免自然风干，因自然风干会使湿发时间过长，导致湿寒入体。

- ◆ 产后不可受寒、受风。由于产妇体虚气弱，易受寒气入侵，即使在夏季，产妇也不能贪凉，穿衣要适宜，避免诱发疾病。
- ◆ 产妇在分娩结束后百日内需禁止劳动以及性生活，避免产后病的发生。过早劳动以及性生活对于产妇日后的健康也会造成极大的不利影响。
- ◆ 放松心情，避免情绪波动。不良的情绪会影响乳汁分泌，且易引发产后抑郁。

围绝经期：调补肝肾，延缓衰老

一到围绝经期，女性就会被贴上"老得快、脾气怪"的标签。女性到四五十岁，肾气衰竭不可避免，此时雌激素的分泌会减少，月经也逐渐停止。

中医认为，女性一生的生理特点不离经、带、胎、产、乳，这些均耗伤精血，常致肾精亏虚。女性步入"七七"（49岁）后，肾气衰弱，冲任亏虚，精血不足，月经将断，生殖功能丧失，进而脏腑功能失常。这些变化的根本内因在于"肾虚"。

不过,"肾虚"是个渐进、缓慢的过程。现代女性通常面临着家庭与社会的双重压力,能否平稳度过围绝经期,与自身体质、社会环境、精神压力、饮食和生活方式等都有密切关系。在围绝经期前后多调补肝肾,既能从根本上补充雌激素,还能有效减轻心悸、气短、自汗、潮热等不适症状,并延缓衰老。饮食上可以根据个人体质的阴阳偏性选择相应的食物,如偏阳虚者可选择羊肉、桂圆等温热助阳之品,偏阴虚者可选择甲鱼、银耳、燕窝、枸杞子等养阴生津之物。

> 保健提示
>
> ◆ 围绝经期是女性不可逾越的生理阶段,也是女性衰老的必然生理过程。女性应正视自然规律,以平和、愉快的心态顺应自身的生理变化。
> ◆ 围绝经期女性在起居中应遵循"天人相应",如在白天阳气旺盛时工作、娱乐或运动,在夜晚阳气收藏时静卧入寐。在生活中,应摒弃不良习惯,如熬夜、长时间使用电子产品等。
> ◆ 围绝经期症状严重时,应及时就医,在医生的指导下进行药物治疗。

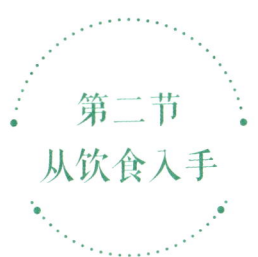

第二节
从饮食入手

错误的饮食结构是导致肥胖、胰岛素抵抗、糖尿病发生的重要原因。中西医对食物的理解角度完全不同。

中医角度

1. 食物的"四性"和"五味"

隋唐时期的《黄帝内经太素》一书中写道:"五谷、五畜、五果、五菜,用之充饥则谓之食,以其疗病则谓之药。"这反映出中医"药食同源"的思想。"药食同源"是指许多食物即药物,它们之间并无绝对的分界线。古代医学家将中药的"四性""五味"理论运用到食物之中,认为每种食物也具有"四性""五味"。这就是"药食同源"理论的基础,也是食物疗法的基础。

"四性"指食物的寒、凉、温、热4种性质,"五味"指食物具有辛、酸、甘、苦、咸5种不同味道。

表4 "四性"和"五味"

"四性"和"五味"		功能	食物举例
"四性"	寒	具有清热除烦的作用,适合于炎热的环境中使用及阳热体质者	绿豆、藕、西瓜、梨、荸荠、菊花
	凉		
	温	具有助阳御寒的功效,适合于寒冷的环境中使用及阴寒体质者	生姜、大葱、红枣、核桃、小茴香
	热		
"五味"	辛	能发散、行气	生姜、大葱、胡椒
	酸	能收敛、固涩	乌梅、石榴
	甘	能补养、调和、缓急、止痛	大枣、蜂蜜、饴糖
	苦	能清热、降气、泻火、燥湿	苦瓜、杏仁
	咸	能软坚、散结	海藻、海带

2. 药膳食补

实际上,饮食的出现要比中药材早得多,因为人类为了生存和繁衍后代,必须摄取食物以维持身体代谢的需要。经过长期的生活实践,人类逐渐了解了哪些食物有益、可以进食,哪些食物有害、不宜进食。人类通过讲究饮食,使某些疾病得到医治,药膳食疗学逐渐形成。

药膳是中国传统医学知识与烹调经验相结合的产物,是以药物和食物为原料，经过烹饪加工制成的具有食疗作用的膳食。它"寓医于食"，既将药物作为食物，又将食物赋以药用；既具有营养价值，又可防病治病、强身健体、延年益寿。因此，药膳是一种兼有药物功效和食物美味的特殊膳食。它可以使食用者享受到美食，又可以使食用者的身体在享受中得到滋补，也可以使疾病得到治疗。

中医认为"药补不如食补"，饮食疗法对于病后、产后及年老体弱者亦有明显作用。多囊卵巢综合征属于慢性疾病，患者常因正气不足，机体气、血、津液和经络脏腑等的生理功能减弱，以及抗病能力低下，出现虚弱、不足或衰退等表现。多囊卵巢综合征患者宜适当进补食疗之品，这样既治标，更治本，标本兼治，药食合一。

3. 中医食疗的三大原则

食疗须求其所宜、禁其所忌，且中医治病十分重视"对证下药"，所以患者在进行食补前应先了解自身证型，合理安排饮食的量与结构，遵循以下三大原则，可使效果达到最佳。

（1）辨证施膳

辨证施膳是中医的辨证论治在药膳中的具体应用。要根据病情的寒、热、虚、实，结合患者的体质等情况施以相应的治疗。只有在准确辨证的基础上进行选食配膳，才能达到事半功倍的效果。

（2）全面膳食

现代营养学认为，人体所需要的各种营养素主要包括蛋白质、脂肪、糖类、维生素、无机盐、水和膳食纤维七大类。其实，中医食疗学中也早有类似认识，如我国医学典籍《黄帝内经》中曾经明确提出膳食配伍的原则——"五谷为食，五果为助，五畜为益，五菜为充，气味合而服之，以补精益气"。

（3）饮食有节

❶ 食量有度　人体对食物的消化、吸收和利用主要靠脾胃。若饮食过量，势必加重肠胃负担；若饮食过少，则脾胃缺乏原材料，无法转化生成人体气血。

❷ 定时　进食时间影响到食物在胃中停留和排空的时间。按照相对固定的时间有规律地进食，可以保证脾、胃、肠有节奏地进行消化、吸收活动，脾胃协调配合，肠胃交替工作。

❸ 合理营养　早餐吃得好，午餐吃得饱，晚餐吃得少。经过一夜的休息，早上时胃处于相对空虚的状态，急需补充营养；中午时，身体处于一日当中能量消耗较多之际，更需多加补充能量；晚餐后，一般活动较少，故晚餐宜少食。

西医角度

蛋白质、糖类、脂肪、维生素、无机盐、水、膳食纤维是人体所需的七大营养素。有研究证明，多囊卵巢综合征患者多食用含有植物蛋白、膳食纤维、维生素D、维生素B_6、肌醇、维生素B_{12}的食物以及全乳制品有助于治疗。同时，多囊卵巢综合征患者不可缺少抗氧化剂、叶酸以及矿物元素的摄入，同时应减少饱和脂肪酸、胆固醇和糖类的摄入，以降低糖尿病和心血管疾病的发生风险，减少对卵巢功能的影响。下面主要就蛋白质、脂肪、糖类、维生素、膳食纤维、其他营养素这6个方面，以及地中海饮食和得舒（DASH）饮食这2种饮食方法进行探讨，为多囊卵巢综合征患者管理饮食提供借鉴。

1. 不同营养素

（1）蛋白质

蛋白质是生命的物质基础，也是人体结构的重要组成。研究表明，在饮食中以植物蛋白代替动物蛋白可能会降低无排卵性不孕的风险，且增加植物蛋白的摄入会提高胰岛素的敏感性并减少胰岛素的分泌。有学者认为，蛋白质相比于糖类和脂肪更能增强患者的饱腹感，可降低患者"吃的欲望"和"胃空虚"的主观感受，从而减少食物摄入，有利于患者长期控制体重。

（2）脂肪

脂肪酸是脂肪的关键成分，也是人体主要能量来源之一。根据碳链的饱和程度，脂肪酸分为饱和脂肪酸、单不饱和脂肪酸和多不饱和脂肪酸。有学者提出，在饮食中以不饱和脂肪酸代替饱和脂肪酸，可提高胰岛素的敏感性。研究表明，在饮食中以反式脂肪酸和糖类代替多不饱和脂肪酸会增加2%的能量摄入，使女性不孕的风险分别升高76%和73%。

（3）糖类

糖类是生命活动的主要供能物质，分为单糖、双糖和多糖。当糖类摄入过多时，多余的糖类就会转化为脂肪并导致肥胖。而且肥胖与多囊卵巢综合征是相互影响的，因此合理控制糖类的摄入是多囊卵巢综合征患者饮食干预的重要措施。

（4）维生素

维生素是维持身体健康所必需的一种调节物质，在物质代谢中起重要作用。维生素D是一种类固醇衍生物。研究发现，维生素D水平与代谢性疾病的发病率呈负相关。维生素D缺乏会加重多囊卵巢综合征患者的内分泌紊乱。维生素B_6可维持孕激素在血液中的适当浓度。肌醇也属于B族维生素，可以降低黄体生成素、催乳素和睾酮浓度，进而影响卵细胞成熟过程。此外，日常饮食可提供大约1 g的肌醇，肌醇的摄入会提高组织对胰岛素的敏感性，从而减轻胰岛素抵抗。维生素B_{12}缺乏可导致排卵和胚胎植入障碍，这种维生素主要来源于动物食品，对红细胞、白细胞的产生至关重要。因此，多囊卵巢综合征患者如果存在维生素D、B族维生素缺乏的情况，应该在食物中补充相关维生素。

（5）膳食纤维

膳食纤维包括全谷类粮食、果胶、藻胶，具有控制体重，降低胆固醇水平、三酰甘油水平和血糖的作用。研究发现，多达

83.3%的多囊卵巢综合征患者摄入的膳食纤维量不足（<25 g）。在32岁以上的女性中，若多摄入10 g膳食纤维，则由排卵障碍导致不孕的风险就会降低44%。所以摄入足够的膳食纤维对于改善多囊卵巢综合征患者不孕症状十分重要。

（6）其他营养素

❶ 抗氧化剂　抗氧化剂是一种抑制氧化的物质，若缺乏，会引发氧化应激，即体内氧化与抗氧化作用的失衡（倾向于氧化过程），从而导致胰岛素抵抗。抗氧化剂主要包括维生素C、维生素E、β-胡萝卜素、锌、铜、硒和辅酶Q_{10}，在饮食中应适当补充。研究表明，36.7%的多囊卵巢综合征患者维生素C摄入不足，多囊卵巢综合征患者适当补充维生素C和生物类黄酮可以防止流产。维生素E还参与生殖过程和内分泌调节，其浓度过低与排卵障碍相关。多囊卵巢综合征的治疗一般使用的抗氧化剂是辅酶Q_{10}，辅酶Q_{10}是参与线粒体ATP代谢过程的催化剂。

❷ 叶酸　叶酸参与同型半胱氨酸的代谢。叶酸缺乏会增大血液中同型半胱氨酸的浓度，过多的同型半胱氨酸会影响受精卵的着床，对胚胎有不良影响，可抑制胚胎发育，导致胚胎死亡或流产。此外，叶酸缺乏还会增加高血压等心血管疾病的发生风险。适当摄入叶酸有助于增加成熟卵细胞的数量。

❸ 矿物元素　矿物元素是构成人体组织的重要物质，锌的适当摄入有助于雌、孕激素和雄激素的代谢，并能促进排卵和胚胎发育。锌可以帮助标定激素结合位点的暴露环，并改变雌激素和

雄激素与其受体结合的能力。此外，研究表明，23.3%的多囊卵巢综合征患者镁摄入不足，镁缺乏会导致孕激素水平降低，从而导致月经紊乱。而钙缺乏对卵泡成熟有抑制效应，会减少发展中卵泡的数量。此外，钠会使血压升高并降低胰岛素敏感性，这对于与多囊卵巢综合征伴随的高血压和2型糖尿病有很大影响。因此，多囊卵巢综合征患者应限制盐和其他含盐食物的摄入。

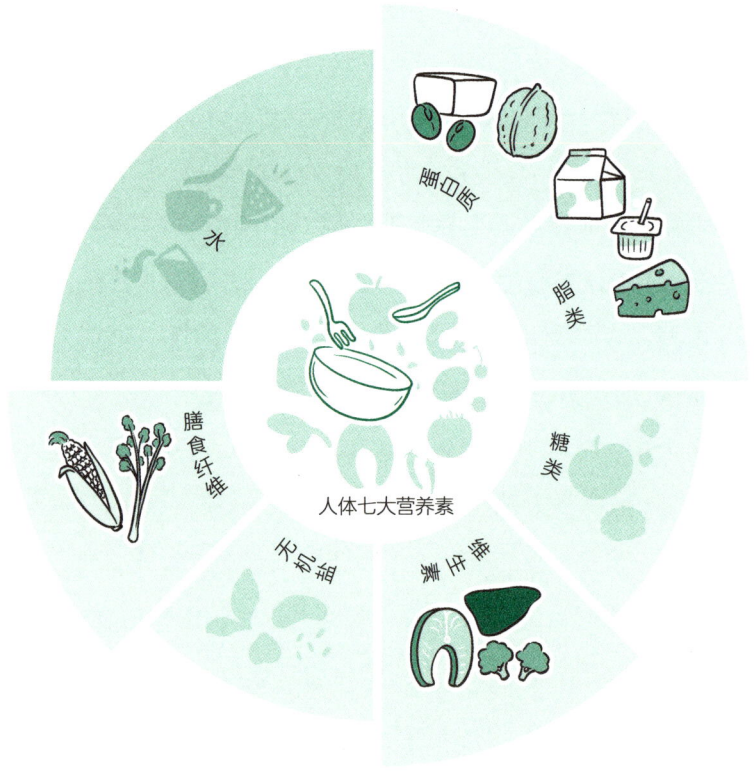

图14　推荐多囊卵巢综合征患者食用的食物

2. 推荐饮食法

（1）地中海饮食

地中海饮食以高膳食纤维、高蛋白、低脂、低热量等为主要特点。可从以下几个食物类别来了解这一饮食法：

❶ **蔬果** 养成多吃蔬菜、水果的习惯，每日的新鲜蔬菜摄入量大约为500 g（生重）。若肠胃功能正常，尽可能选择在洗净后能生吃的蔬菜，如黄瓜、西红柿、生菜、大葱等。

❷ **五谷杂粮** 泛指精细米面之外的一切粗杂食物，如小米、燕麦、玉米、高粱、荞麦、各种豆类等。可在日常主食摄入中将精白米和粗杂粮按照1∶1的比例蒸煮，而不是一味只食用精白米。例如可用精白米搭配荞麦或者高粱、玉米、燕麦等，可多做些尝试，找到自己喜欢的搭配。

❸ **海鲜类** 如果生活在不靠海的地区，那么可用河鱼、河虾代替海鱼，并保证每周至少吃2次鱼虾类菜肴。不建议频繁、大量地食用小龙虾，如要食用，应选择从正规、合法的商店购买，并注意洗刷干净、烹调熟透。

❹ **橄榄油** 市场上虽然有橄榄油出售，但价格较普通食用油高，不符合广大人群的需求。若经济条件允许，可购买橄榄油用于凉拌、烹调菜肴；若经济条件不允许，则应在日常烹调中使用植物油，避免使用猪油、牛油等动物油。

❺ **红肉** 如猪肉、牛肉、羊肉、鹿肉等含有较多的饱和脂

肪，不利于人体健康。但我国居民传统的食肉习惯还是以食用红肉为主，故建议每周食用红肉不超过3次，并尽量以鱼肉或鸡肉、鸭肉等代替，且注意在食用鸡肉、鸭肉时去皮。

❻ 葡萄酒　葡萄酒因含有大量的花青素（一种抗氧化剂）而对人体健康有益。若有饮酒习惯，可适度喝葡萄酒；若没有饮酒习惯，不必刻意去喝，平时饮用白开水、茶、咖啡等都可，但要避免饮用含糖量很高的饮料，如果汁。

地中海饮食对预防心血管疾病有效果，但不适合消化道功能欠缺者，如胃溃疡患者等。

（2）得舒（DASH）饮食

DASH饮食也被译为"得舒饮食"，字面意思是防止高血压的饮食疗法。DASH饮食的原则可以归纳为"五多一少"，即高钾、高镁、高钙、高膳食纤维、丰富的不饱和脂肪酸、少饱和脂肪酸。

DASH饮食主要以全谷物、杂豆类为主食，尽量不吃或少吃精细米面。确保每天吃大量的新鲜蔬菜、水果，或者简单加工、不额外加糖的水果干，尤其要多吃富含钾的深绿色蔬菜。每天要喝奶或吃乳制品，但建议选择脱脂奶、低脂奶。可以用鱼虾肉、禽肉等白肉来代替猪、牛、羊肉等红肉。尽量不用或少用动物油和含饱和脂肪酸的植物油，如棕榈油、椰子油等。不吃或少吃甜食，不喝甜饮料。每天吃盐不超过6 g。

DASH饮食注重对血压、血脂的调节，并不是针对多囊卵巢综合征患者的饮食方式。大家应该根据自身的情况制订符合现状的饮食方案。

四季饮食建议

中医学强调人体与自然界四时气候的变化紧密相关，指出顺应四时气候变化对人类健康和疾病防治有着重要影响。所谓"顺应四时"，是指人应随着自然界不同季节的气候变化，对起居、饮食、情志等做出适应性调节，从而达到防病治病、保持健康的目的。

在中医学理论中，多囊卵巢综合征是由先天肾气不充，后天脾失健运、肝郁气滞，导致机体气血运行不畅，津液聚湿生痰，瘀血、痰湿阻滞于子宫而引起的，可导致月经不调、代谢异常、肥胖以及不孕等症状。肾虚血瘀证、脾虚痰湿证、肝郁气滞证是多囊卵巢综合征患者最常见的中医证型，气虚质、血瘀质、气郁质、痰湿质是多囊卵巢综合征患者最常见的中医体质。

那么，具有特殊中医证型和中医体质的多囊卵巢综合征患者，在积极就医诊治的同时，如何顺应四时、自我调理呢？

1. 春夏篇

因为我们与自然是一个整体，所以无论在养生防病，还是治疗用药上，都应该顺应四时阴阳的自然变化，从而达到"治未病"的效果。而春夏之际，就当"养其内需之阳"。

春天万物复苏，阳气生发，此时人体阳气也开始向外升发。中医学认为"肝主春"，即人体五脏之一的肝脏是与春季相应的。肝在春季时功能最为活跃，具有调节气血、调畅情志、疏理气机的作用。春时，肝气最足、肝火最旺，人也最容易生气发火，肝气升发太过或肝气郁结均对身体不利，易引起乳房及两胁胀痛、肩膀酸痛、偏头痛等症状。

因此，在春季应适当食用辛温升散的食物，如枣、葱、香菜等，以扶助阳气。少食酸味食物，因酸味入肝，有收敛固涩的作用，不利于阳气的生发和肝气的调达。

在夏季，饮食宜清淡，少食肥甘厚味，多食豆类食物，比如绿豆、赤小豆、扁豆等，以解暑利湿、健脾益肾。另外，在夏季应防心气过盛，因心属火，肺属金，五行关系为火克金，心气过盛会克制肺气。苦入心，辛入肺，所以在夏季应该少食苦味的食物，如苦瓜、苦丁茶，防止心气太过。

2. 秋冬篇

秋天气候逐渐转寒，阳气渐收，阴气渐长，此时人体也处于阳气渐藏、阴气渐盛的过渡时期。中医学认为，肺与秋季相应。秋季燥气当令，极易耗伤津液，燥易伤肺，口干咽燥、干咳少痰等症容易发生。秋季对应腑之大肠，皮肤干燥、大便干结难解等症状可出现。

秋冬为阴长阳消之时,以阴气收藏为主。秋冬养生要顺应阴气主静、主藏之势。多囊卵巢综合征患者常存在肾精亏虚,因此应顺应秋冬时节,适应机体阴长阳消的变化,收敛阳气,滋养阴气,为"冬应肾而养藏"做好准备,以利于养阴藏精。

在秋季,饮食宜清淡,可常吃白色食物,如白萝卜、百合、银耳等,有助于润肺。避免食用辛辣之品,包括辣椒、花椒、桂皮等,多食这些辛辣之品易耗伤阴液,导致上火。可多食酸味的果蔬以增强肝的功能,抵御过盛的肺气。"贴秋膘"应适度,不宜大吃大喝,宜少食肥甘厚味。

春
气候渐暖
应适当食用辛温升散的食物,如枣、葱、香菜等,以扶助阳气。少食酸味食物,因酸味入肝,有收敛固涩的作用,不利于阳气的生发和肝气的调达。

夏
气候炎热
人体水分蒸发过多,津液耗伤,若贪食生冷,极易引起消化不良。饮食宜清淡,少食肥甘厚味,多食豆类食物,比如绿豆、赤小豆、扁豆等,以解暑利湿。

秋
气候渐凉而干燥
饮食宜清淡,可常吃白色食物,如白萝卜、百合、银耳等,有助于润肺。多食酸味的果蔬以增强肝的功能,抵御过盛的肺气。

冬
气候寒冷
饮食宜温补,以增强御寒能力,如食鸽肉、羊肉之类,温中暖胃,补虚益气,但不能食用过多,以免生痰助热。

图15 四季饮食建议

在冬季，饮食宜温补，以增强御寒能力，可食用鸽肉、羊肉。鸽肉含丰富的血红蛋白，营养作用优于鸡肉，且比鸡肉易消化吸收，因此民间有"一鸽九鸡"的说法。鸽肉有补气养血之用。羊肉性热，温中暖胃，补虚益气，尤其适合阳虚之人进补，中医称"人参补气，羊肉补形"，但羊肉不宜食用过多，以免生痰助热。

不同生理时期饮食建议

1. 孕前饮食篇

（1）超重或轻度肥胖的多囊卵巢综合征患者

对于这类患者，应适当限制饮食总热量，一般总热量控制在1200～1800 kcal之间（1 kcal ≈ 4.184 kJ）。建议采用低糖、高蛋白饮食。另外，每天都要摄入一定量的优质脂肪与膳食纤维。早餐摄入一拳头主食（粗粮，如紫薯、红薯、玉米等）、100～150 g水果（含糖量低的水果）、一杯牛奶（或蛋白粉）、一个鸡蛋、15 g坚果，中午摄入一拳头主食（糙米、荞麦面等）、一荤（优质脂肪，如鱼肉）、一素（绿色蔬菜），晚餐摄入蔬菜、一杯牛奶，主食视情况而定。上午和下午也可以加餐，最好选用一些坚果或者水果，具体方案可以参考医生建议。

（2）非肥胖型多囊卵巢综合征患者

这类患者不需要刻意减重，但要注意一些生活方式的改变，如保持心情愉悦，避免过分紧张、焦虑、担心。在食物的烹调方式上，要注意多采用蒸、炒、烩、炖的方法，少采用煎、炸等方法。同时，要少吃辛辣刺激性食物，适量补充维生素。

（3）促排卵的多囊卵巢综合征患者

这类患者在控制饮食期间应少食多餐，多饮白开水（少量多次），饮食宜清淡、少油、少盐。可多吃冬瓜、西瓜、丝瓜、葡萄、莴苣、橘子等利尿食物，少吃或不吃不易消化的食物，如豆浆、豆腐等豆制品，油炸类食物，还有萝卜、韭菜、紫薯、山芋、红枣、板栗等。绿色蔬菜和水果的维生素含量高，应每日适当进食。适当食用膳食纤维含量丰富的食物，以保持大便通畅，预防便秘。

因每个人的代谢能力不同，所以以上饮食建议只供参考。建议多囊卵巢综合征患者科学、合理、均衡饮食。

2. 孕期饮食篇

与正常孕妇一样，多囊卵巢综合征孕妇的热量摄入应基于孕前的BMI。通常建议孕早期每天热量摄入不低于1500 kcal，孕中、晚期每天热量摄入不低于1600 kcal。饮食的总体原则是控制总热量，保证膳食结构合理，以及摄入适当的脂肪、充足的蛋白质，同时要保证摄入丰富的维生素、无机盐和膳食纤维。不同孕前BMI孕妇的推荐妊娠期增重目标及热量摄入见表5。

（1）妊娠期高血压疾病患者

妊娠期高血压疾病作为妊娠期高发疾病，以血压升高、水

表5 不同孕前 BMI 孕妇的推荐妊娠期增重目标及热量摄入

孕前 BMI/(kg/m²)	体重总增长范围 /kg	孕早期体重增长范围 /kg	孕中、晚期周体重增长值及增长范围 /kg	热量摄入
BMI < 18.5（低体重）	11.0 ~ 16.0	≤ 2.0	0.46（0.37 ~ 0.56）	35 ~ 40 kcal/kg（按理想体重计算，下同）
18.5 ≤ BMI < 24.0（正常体重）	8.0 ~ 14.0	≤ 2.0	0.37（0.26 ~ 0.48）	30 ~ 35 kcal/kg
24.0 ≤ BMI < 28.0（超重）	7.0 ~ 11.0	≤ 2.0	0.30（0.22 ~ 0.37）	25 ~ 30 kcal/kg
BMI ≥ 28.0（肥胖）	≤ 9.0	≤ 2.0	≤ 0.30	总热量的摄入较孕前减少 30%，但每天不应低于 1600 kcal

资料来源：《多囊卵巢综合征患者孕前、孕期及产后管理中国专家共识（2023年版）》。

肿、头痛等症状为主要表现，对孕妇及胎儿的健康都会产生影响。而多囊卵巢综合征患者比正常女性患妊娠期高血压疾病的风险更高，因此在妊娠期更应注重控制饮食。

❶ 补充优质蛋白　鱼肉中含有丰富的蛋白质、优质脂类，其中的不饱和脂肪酸有助于降低血液中的胆固醇水平，对患有妊娠期高血压疾病的准妈妈来说大有益处。可以选择食用鲫鱼汤，鲫鱼汤可以采用白汤的制作方法，水与原料的比例不宜超过 8∶1，煮汤时间保持在 1.5 ~ 2 小时为最佳，这样能够保持较好的口感并令较丰富的营养析出。但需要注意的是，汤汁宜淡不宜

浓，妊娠高血压患者需要减少浓汤的摄入。

❷ 多吃蔬果　蔬菜、水果富含维生素C及膳食纤维。例如芹菜含有较丰富的膳食纤维，同时具有清热凉血、降压的作用。

❸ 补钙　建议钙摄入不足（每日摄入量＜600 mg）的孕妇补钙，推荐每日口服补钙1.5～2.0 g，以预防子痫前期。

❹ 中医食疗　合并妊娠期高血压疾病的患者，常见的中医证型是脾虚湿盛、阴虚阳亢。妊娠期高血压疾病患者要谨遵医嘱治疗，平时注意少食辛辣燥热食物，如辣椒、胡椒。这类食物燥热伤阴，会加重阴虚阳亢的证候。少食油腻食物和甜品，因为滋腻伤胃，会加重脾虚，使症状加重。平时可适当增加健脾滋阴、平肝清肝食物的摄入，如喝百合银耳莲子汤（少加糖或不加糖）、菊花茶。

（2）妊娠糖尿病患者

在孕期内，多囊卵巢综合征患者易患妊娠糖尿病。对此，合理饮食指导是十分关键且必要的。对于妊娠糖尿病，最直接的饮食调理方法就是尽量减少含糖量过高食物的摄入。由于减少了主食等糖类的摄入，为了正常维持每日所需热量，需要适量增加脂肪的摄入。同时，也需要补充维生素和无机盐，多吃蔬菜。

❶ 孕早期（1～3个月）　属于妊娠初期。在此时期，饮食基本与孕前相同，但患者也应该遵循糖尿病饮食原则，摄入足够的营养，注意不需要增加蛋白质的摄入。

❷ 孕中期（4～6个月）　胎儿发育较快。每日需增加蛋白

质的摄入，约6 g。那6 g蛋白质有多少呢？1个鸡蛋（约50 g），含蛋白量约6.5 g。增加6 g蛋白质的摄入，相当于每天较孕前增加1个鸡蛋的摄入。同时也要注意少食多餐，每日可以分5～6次进食。在这一期间，需适当摄入糖类，但也不能摄入过多。每日摄入的主食量不低于300 g。

❸ 孕晚期（7～9个月） 每日摄入的蛋白质应较孕前增加12 g，以补充优质蛋白质为佳，限制盐的摄入。优质蛋白有很多，例如蛋、牛奶、白色肉类，及豆浆、豆腐等豆制品。

❹ 中医食疗 合并妊娠糖尿病的患者，常见的中医证型是脾虚痰湿，中药治疗以健脾祛湿为原则。四君子汤加减为常用中药处方。平时在使用食材时，可以适当增加山药、白扁豆的量。由于妊娠糖尿病的特殊性，患者不适合喝粥，因此不推荐将粥作为药膳。建议煲汤，如陈皮瘦肉汤、赤豆汤等。

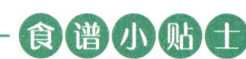

食谱小贴士

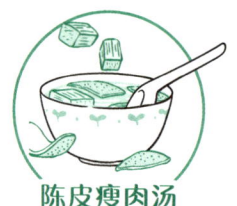

陈皮瘦肉汤

陈皮10 g，枸杞10 g，姜、葱、盐少许，猪腱子肉250 g，水适量。

将上述食材用蒸、炖或小火慢煮的方式烹饪，至猪腱子肉熟透即可。

3. 产后篇

多囊卵巢综合征患者由于脾肾不足、孕期并发症及分娩并发症，在产后更容易出现汗证、恶露不绝和身痛。

（1）一般调理

由于分娩耗气伤阴，加上有恶露排出，造成产后多虚多瘀。在产后期，根据体质辨证调补，可以更好地恢复身体。在我国不同地区，分别有服用红糖鸡蛋水、老母鸡汤、猪脚肉甜醋炖蛋、鸡蛋生姜酒等饮食调养习俗，这些膳食基本上都有补血活血的作用，恰好适合产后女性多虚多瘀的体质，可以适当选用。药膳调理还可选用当归黄芪汤（当归15 g、黄芪30 g），该汤具有益气、养血、活血的功效。另外，可以用这两味药一起煮鲫鱼汤、排骨汤，既可以补气血、调理身体，又可以增加乳汁分泌。如产后已经在服生化颗粒或生化汤了，则可用黄芪30 g煎水或泡服，有助于增强产后调理的效果，既可以促进恶露排出，又可以益气养血。调理得当可以减少产后并发症的发生。

（2）产后汗证

产后汗证包括自汗和盗汗两种，指由阴阳失调、腠理不固而致汗液外泄失常的病证。若产妇于产后出现涔涔汗出、流汗持续不止，则称为"自汗"；若产妇寐中汗湿衣，醒来汗即止，则称为"盗汗"。由于产后气血骤虚、腠理不密，造成出汗较多，尤以进食、活动后或睡眠时更为显著。此症一般在一周后因营卫自调而缓解，不作为疾病治疗。多囊卵巢综合征患者多脾肾两虚，加上分娩时耗气伤血，产后形成气虚自汗证和阴虚盗汗证。若气虚自汗，平时可常用黄芪30 g煎水或泡服；若阴虚盗汗，平时可在煲排骨汤、鲫鱼汤等催乳汤时加10 g左右的麦冬、太子参、玉竹等药食同源的食材。麦冬、太子参、玉竹性味甘甜,用其煲出的汤口感也清甜。

(3) 产后身痛

产后身痛是指产妇在产褥期内出现肢体或关节酸楚、疼痛、麻木、沉重。多囊卵巢综合征患者平素脾肾两虚、气血不足,产后营血亏虚加重,导致经脉失养,"不荣则痛";产后体虚,风寒湿邪乘虚而入,导致关节疼痛、经络阻滞,"不通则痛"。对于产后身痛,要注重预防,即产后继续补钙、不能贪凉饮冷。食材中的桂枝、桂皮、香叶、紫苏可作为香料,其中桂枝、桂皮有温阳通络的效果,香叶、紫苏可以祛风、温经、散寒。因此,对于产后身痛的女性,可以在烹饪时,比如做卤蛋、卤牛肉、卤鸡翅等时适当使用这些香料。此外,饮食要尽可能少盐、少油。

(4) 产后缺乳

母乳是最适合婴儿的食物。保证母乳充足的四要素:勤吸吮、睡眠充足、心情舒畅、营养均衡。乳汁含大量水分,因此产妇平时需多喝汤汁。乳汁不足时的常用食谱:当归鲫鱼汤、通草鲫鱼汤、丝瓜蛋汤、莲藕排骨汤、鲫鱼豆腐汤等。需要注意以下几点:

❶ 汤不能太油腻,否则会使得乳汁中的脂肪含量过高,影响宝宝吸收。

❷ 不建议吃含酒精的催乳食物,因为酒精会通过乳汁进入

宝宝体内，而酒精对神经系统和肝脏的危害已被证实。

❸ 若乳汁仍然不足，可以采用中药治疗以益气养血，或进一步配合针灸以促进乳汁分泌。

4. 围绝经期篇

围绝经期综合征是由人体衰老、卵巢功能衰退、雌激素水平下降而引起的，女性可出现潮热、盗汗、心悸、易疲乏、抑郁、焦虑、易怒等表现。多囊卵巢综合征患者在绝经后，糖尿病、肥胖、代谢综合征以及冠状动脉疾病的发病风险更高，因此多囊卵巢综合征患者在围绝经期更需要注意饮食。

❶ 增加钙的摄入　研究表明，含钙量丰富的食物，如牛奶、酸奶、奶酪、绿叶蔬菜可起到缓解更年期症状的作用。

❷ 减少咖啡因和酒精的摄入　这类食物会加剧更年期症状，应该避免摄入。

❸ 摄入富含铁和锌的食物　红肉、肝脏、蛋、绿叶蔬菜、水果及干果等富含铁和锌，可以帮助缓解更年期症状。

❹ 在饮食中添加必需氨基酸　多吃鱼、亚麻籽或鱼油补充剂能减轻更年期症状。

❺ 多吃大豆及其制品　豆腐、豆奶、豆皮等大豆制品富含大豆异黄酮，是植物雌激素的重要来源。大豆类黄酮有助于缓解更年期症状。女性每天喝 500 mL 豆浆或食用 100 g 以上的豆制品，对内分泌系统有良好的调节作用。

❻ 适量吃坚果和种子 如亚麻籽、芝麻、葵花子、杏仁、核桃等，含有大量的不饱和脂肪酸，能够促进雌激素的分泌，滋养子宫环境。每天吃一小把即可。

❼ 多吃含硼的食物 如苹果、葡萄干、甜豆荚、花生、蜂蜜等食物都富含硼，能增强雌激素的活性，对停经后女性防止钙质流失、预防骨质疏松症也有功效。

食谱小贴士
简单有效改善围绝经期症状的茶饮和养生粥

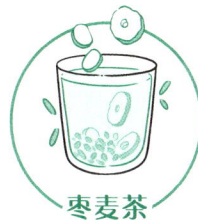
枣麦茶

浮小麦30 g,大枣10个,炙甘草10 g。

将上述材料一同煎水,代茶饮。

功效 除烦敛汗。

用于更年期引起的心烦、潮热、汗出。

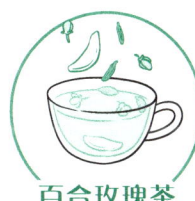
百合玫瑰茶

干百合30 g,玫瑰花10 g,枸杞子50 g,冰糖适量。

将上述材料一同煎水,加入适量冰糖,代茶饮。

功效 滋补肝肾,疏肝解郁。

用于更年期引起的心悸、烦躁。

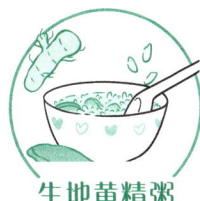
生地黄精粥

生地30 g,黄精30 g,粳米10 g。

将生地、黄精一同煎水,去渣、取汁后加入粳米同煮,煮为粥即可食用。

功效 滋补肝肾。

用于更年期引起的失眠、潮热、手足心热。

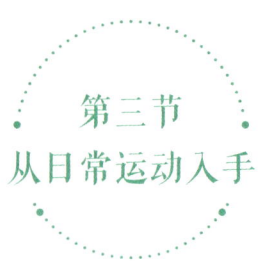

第三节
从日常运动入手

运动能从多个方面改善人的身体状况。对于多囊卵巢综合征患者而言,运动更是一剂"良药"。

首先,运动能增强心肺功能,并增强体质。其次,对于多囊卵巢综合征患者的具体症状来说,运动可以在一定程度上改善月经不调,预防或治疗高胰岛素血症、糖尿病,以及睡眠呼吸暂停综合征等并发症。研究表明,通过饮食和运动相结合的方式科学减重后,有将近1/3的多囊卵巢综合征患者能够恢复排卵及生育能力。

这还只是运动好处的冰山一角。对于肥胖的多囊卵巢综合征患者来说,身体外在的一些症状表现可能使她们内心更痛苦。合理的饮食和运动不仅可以帮助患者摆脱肥胖,更是在心理层面上的治疗,尤其是对暴饮暴食、自卑、有形体担忧的肥胖型多囊卵巢综合征患者来说。通过运动改善外表而带来的自信,通过运动养成的良好饮食和生活习惯,以及在运动中产生的多巴胺所激发的快感,可能比心理辅导更为有效。

适当的运动能让人保持年轻，有效提高多囊卵巢综合征患者的生活水平，减少各种并发症的发生或减轻各种症状，让心情保持愉悦。虽然多囊卵巢综合征目前还不能治愈，但通过一系列的运动，配合有效的药物和饮食治疗，患者的健康生活状态是完全可以保证的。

下面为大家介绍中西医常见的日常运动方式。希望你也能爱上运动，保持对生活的热爱。

中医传统运动

中医传统运动，指运用传统的体育运动方式进行锻炼，通过活动筋骨、调节气息、静心凝神，来达到疏通经络、行气活血、调和脏腑、增强体质、益寿延年的目的。这种养生方法称为"运动养生"，又称"传统健身术"。

1. 运动类型

（1）太极拳

太极拳是意识、呼吸、动作密切结合的运动，"以意领气，以气运身"，用意念指挥身体活动。太极拳动作舒展轻柔、动中有静、圆活连贯、形气和随，外可活动筋骨，内可流通气血、协调脏腑，是一种既有益于健康，又能防身自卫，既富含哲理，又符合生理和技击力学原理的拳术。

小课堂

《周易·系辞》

"易有太极,是生两仪。""太极"指万物的原始"浑元之气",其动而生阳,静而生阴,阴阳二气互为其根,此消彼长,相互转化,不断运动则变化万千。

(2)五禽戏

禽,在古代泛指禽兽之类动物;五禽,指虎、鹿、熊、猿、鸟5种禽兽;戏,有游戏、戏耍之意。

五禽戏发源于安徽亳州,是东汉医学家华佗继承古代导引养生术,依据中医学阴阳五行、脏象、经络、气血运行规律,观察禽兽活动姿态,用虎、鹿、熊、猿、鸟等动物的形象、动作创编的一套养生健身功法。五禽戏的5种动作各有特点、各有侧重,但又形成一个整体。如能坚持综合练习,就能起到调养精神、调养气血、补益脏腑、通经活络等作用,对高血压、冠心病、神经衰弱等慢性疾病均有较好的治疗和康复作用。

五禽戏具体分为:

❶ 虎戏　动作如虎一般,善用爪力并摇首摆尾。仿其动作可补肾强腰、壮骨生髓。

❷ 鹿戏　鹿长寿而有灵性。仿其动作可以导引内气,周营

于身，进而舒经络、行血脉、通筋骨。

❸ 熊戏　熊体笨但力大，外静而内动，仿其动作有健脾益胃之功效。

❹ 猿戏　猿机警灵活，好动无定。仿其动作可锻练肢体的灵活性。

❺ 鸟戏　又称"鹤戏"，动作如鹤一般轻翔舒展，可调达气血、疏通经络、活动筋骨关节。

（3）八段锦

八段锦是由8种不同动作组成的健身术，故名"八段"。因为这种健身活动可以强身益寿、祛病除疾且效果甚佳，有如展示给人们的一幅绚丽多彩的锦缎，故称"锦"。

八段锦是形体活动与呼吸运动相结合的健身法，由8节动作组成。全套动作精炼，动作量适度，具有疏通经络、消结化瘀、保津益气、减脂降压、畅通气血、疏筋柔体、调整脏腑的作用。经常练习八段锦，可起到保健、防病、治病的作用。

（4）易筋经

"易"，指移动、活动；"筋"，泛指肌肉、筋骨；"经"，指常道、规范。

易筋经同样是意念、呼吸、动作紧密结合的一种功法，尤其重视意念的锻炼。活动中要求排除杂念，通过意识的专注，力求达到"动随意行，意随气行"。易筋经用意念调节肌肉、筋骨的紧张度，使全身经络、气血通畅，从而增进健康、祛病延年。易筋经的主要特点是动静结合，内静以收心调息，外动以强筋壮骨。

2. 运动的原则和要求

（1）动静结合

中医传统运动的首要原则就是"动功与静功结合"，即"静中有动，动中有静"。

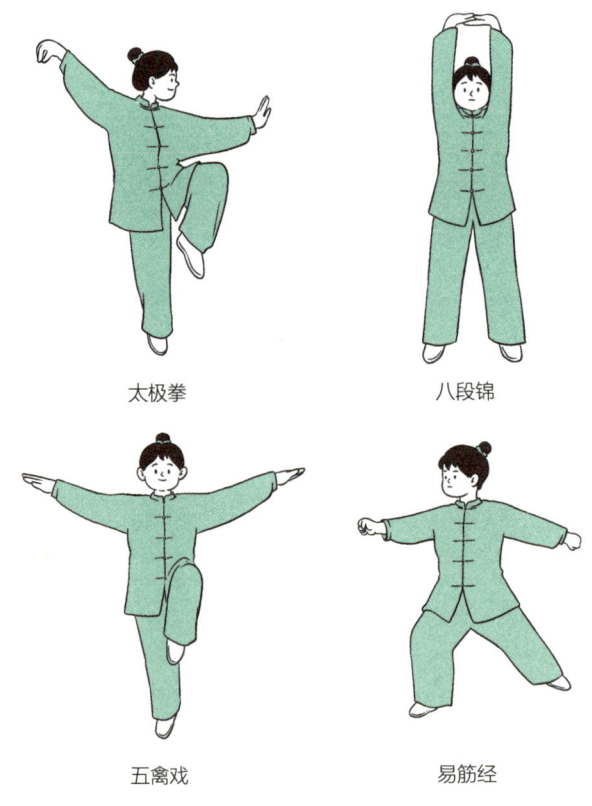

太极拳　　　　　　　　八段锦

五禽戏　　　　　　　　易筋经

图16　中医传统运动

（2）持之以恒

锻炼身体并非一朝一夕之事。"流水不腐，户枢不蠹"，只有持之以恒、坚持不懈，才能收到健身效果，若三天打鱼两天晒网，就不能达到锻炼目的。运动养生不仅是身体的锻炼，也是意志和毅力的锻炼。

（3）坚持适度运动

运动养生是通过适度的锻炼而达到健身的目的，因此要注意掌握运动量的大小。运动量太小则达不到锻炼目的，起不到健身作用；运动量太大则超过了机体耐受的限度，反而会使身体因过劳而受损。要合理安排和调节运动量。相对于一味注重强度、不顾休息的运动方式而言，适度运动对体弱者尤为重要。

（4）循序渐进

孙思邈在《千金要方》中指出："养性之道，常欲小劳，但莫大疲及强所不能堪耳。"剧烈运动会破坏人体内外运动的平衡，加速某些器官的磨损，导致生理功能失调，最终缩短生命进程，造成早衰和早夭。所以，运动健身强调适量、适度，要循序渐进，不可急于求成。操之过急，往往欲速则不达。

（5）因时制宜

《黄帝内经》有云："智者之养生也，必顺四时而适寒暑。"春夏养阳，秋冬养阴，要按照四时更替来合理安排运动时间及运动强度。

（6）因人制宜

研习传统健身术时，要根据自身禀赋和体质强弱、年龄大小、性别、职业以及有无基础疾病等，有针对性地选择相应的运动项目，即因人制宜。

西医常规运动

1. 孕前运动

（1）BMI＞24 kg/m^2 或体脂率＞30%，长期缺乏运动的患者

因为这类患者体重基数较大、身体较差、运动受伤的风险较高，我们建议这类患者优先进行较为简单的有氧运动来适应运动状态和初步减重。

❶ 瑜伽　不仅可以减肥塑形，还能有效地提高身体柔韧性并改善心情。其入门简单，仅需一张瑜伽垫就能开始，但要注意动作的准确性。

❷ 快走　快走是最简单、最方便的运动，只要腿部没有什么伤病就可以进行，不需要任何器械设备。

❸ 游泳　在合适的场馆内游泳，对于体重基数较大的人群来说是安全、无风险的，不会损伤膝盖，同时也是有效的有氧运动。

❹ 骑行　不管是动感单车还是户外自行车，都可以使用，能有效锻炼腿部的肌肉。

注意：运动要循序渐进，一般在开始阶段，运动强度和运动时间要减半，然后在1个月内将运动时间和运动强度逐步增加到正常水平，比如瑜伽或快走每次进行50分钟，或骑行40分钟，或游泳30分钟，每周运动4～5次。

如果是以减重为主要目标的患者，一定要在运动的同时合理控制饮食。1个月减重2～3 kg较为合适，体重基数较大的患者可以减重更多。

（2）BMI正常或有一定运动基础的患者

这类患者可以选择强度更大的运动，以获得更好的效果。

❶ 上坡行走和慢跑　侧重于全身耐力的增强，相对于快走强度更大、效果更好，单次进行30分钟以上较合适。

❷ 阻力训练　通过阻力带或者哑铃等进行无氧训练。选择适宜的重量进行训练，1组动作为8～12次，重复6组以上，能有效增加肌肉力量，增强耐力，提高人体代谢水平。阻力训练是身体塑形的最佳选择，需要长期、有规划地进行。

❸ 有氧减脂操　将阻力训练和有氧训练结合在一起的运动，适合时间较少的人群，但强度较大。

❹ 各类竞技运动　包括乒乓球、羽毛球、网球等，能更加有效地提高爆发力和身体协调性，但需要一定的训练基础。

注意：进行这几类运动时，更加适合用"三天打鱼两天晒网"的方式，充分休息后才可以继续进行，同时，具体的运动方式和运动强度要根据自己的身体状况及时调整。

不管是什么样的运动,都要在热身后才能进行。运动时注重对各个关节(尤其是膝关节)和腰椎的保护,同时佩戴合适的护具,并选择合适的装备,比如跑鞋和腰带。

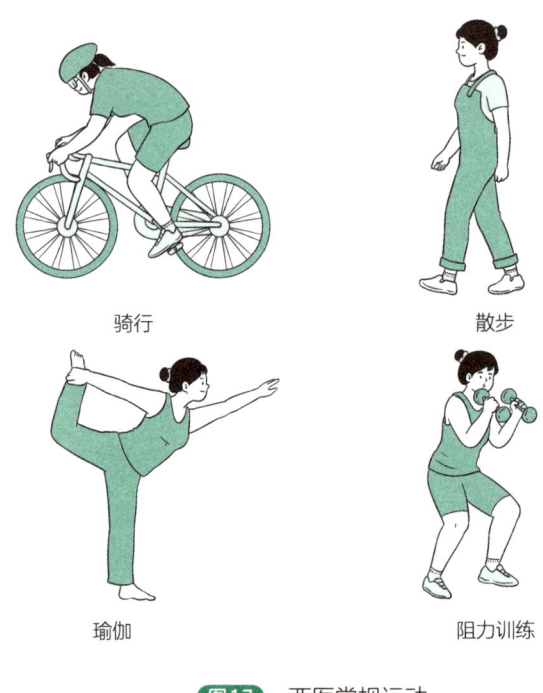

骑行　　散步　　瑜伽　　阻力训练

图17　西医常规运动

2. 孕期运动

(1)孕期运动好处多多

❶ 促进血液循环,增加肌肉的力量,改善盆腔充血状况,缓解水肿,促进新陈代谢。

❷ 促进肠胃蠕动,减少便秘,维持良好的食欲。

❸ 有助于保持孕期体重的合理增长，保持正常的体型，有利于产后恢复。

❹ 增强葡萄糖的代谢能力，提高胰岛素的敏感性，减轻胰岛素抵抗，改善空腹血糖水平。

❺ 锻炼心肺功能，提高对分娩过程的耐受性，有利于顺利分娩。

❻ 缓解压力，减轻焦虑，放松心情，增加自信，促进睡眠，减少产前、产后抑郁症的发生。

❼ 减少某些并发症，如妊娠期高血压疾病、妊娠糖尿病的发生。

对于妊娠糖尿病孕妇、孕前超重或肥胖孕妇（孕前BMI≥24 kg/m²）以及伴有胰岛素抵抗和高胰岛素血症的孕妇而言，持续进行孕期运动可提高胰岛素的敏感性。对于没有禁忌证的孕妇而言，多数活动和运动都是安全的，但需注意过度运动可能会增大早产风险。

（2）处于孕期不同阶段，运动强度和方式有所不同

❶ 孕早期（1～3个月）　胎儿对于运动强度非常敏感。建议以慢走等缓慢的运动为主，每天可进行30分钟的慢走运动。不建议跑动，否则会增大流产的风险。

❷ 孕中期（4～6个月）　孕妇可以选择中等强度的有氧运动，如慢跑或快走等，以每次0.5～1小时为宜，每周可以进行4次左右。孕妇还可以在孕中期选择游泳，不仅能增强心肺功能，

还可以有效消除下肢的浮肿。

❸ 孕晚期（7～9个月） 由于胎儿已相对较大，在此时期不适宜进行高强度的运动，而应以散步、慢走为主，既能保证适当的运动量，又不至于对胎儿产生较大的影响。另外，也可以做一些简单、轻柔的体操运动，如孕妇瑜伽、瑜伽操，主要锻炼手腕、脚腕及颈部等部位。

（3）孕期运动原则和注意事项

孕期运动的原则：根据自己的身体状况和孕前的运动习惯，结合主观感觉选择合适的运动项目和运动强度，量力而行，循序渐进。

适宜的运动对孕妇十分有益，但孕妇也要注意以下几点：

❶ 最好在每天相同的时间选择相同强度的运动。在正式运动前要有充分的暖身活动，避免运动伤害。

❷ 宜选择在空气清新、环境清净处进行运动。选择适合运动的衣服和鞋子，要求衣服宽松舒适，最好是全棉、能吸汗的；选择大小合适、鞋底防滑的鞋子，最好是运动鞋。

❸ 运动结束后至少休息10分钟，可增加四肢血液回流和胎盘血流灌注。运动后需适当补水。

❹ 避免在清晨空腹、未注射胰岛素之时进行运动。运动时应随身携带饼干或糖果，有低血糖征兆时可及时食用。

❺ 运动期间出现以下情况应及时就医：腹痛、阴道流血（或流液）、胸闷憋气、头晕眼花、严重头痛、胸痛、肌无力等。

3. 产后运动

产后运动不仅可以加快身体恢复，而且对于预防血栓栓塞性疾病、糖尿病，控制产后体重，减少产后尿失禁的发生，减轻产后抑郁，提高身体免疫力等均有益处。

（1）运动指导

经阴道自然分娩的产妇，产后应尽早下床活动；剖宫产的产妇，术后应及时翻身，在拔导尿管后即可下床活动。

产后可根据身体状况和个人喜好选择不同的运动方式，如腹式呼吸、卧位体操、肌力训练、有氧运动、瑜伽、盆底肌肉锻炼（Kegel训练）等。产后前4周，可循序渐进地进行呼吸功能训练、肌力训练，同时可以提高心肺功能；产后4~6周，可开始规律地进行有氧运动，运动量可根据个人身体情况和耐受程度逐渐增大。合并其他疾病的产妇可根据医生建议适当调整运动计划。在哺乳期，为避免运动时因乳房胀满引起不适，应在锻炼前哺乳。

（2）产后骨健康

产后女性骨量减少发生率较高。有骨质疏松症家族史、钙摄入不足、低BMI的产妇在产后可进行骨密度检查，积极补充钙剂及维生素D，多晒太阳，适当进行户外运动。

（3）体重管理

产妇分娩后，体重较孕期明显下降，在产后6周左右应基本降至非孕期正常体重。孕前超重、产褥期高能量饮食、久坐、睡眠减少等是导致产后体重滞留的因素，产后1年内是体重控制的关键时期。

产后应将BMI保持在适宜范围（18.5～23.9 kg/m^2），可通过监测体重和体脂分布进行体重管理。

体重管理策略为膳食调控及个体化指导，包括控制总热量摄入、合理运动、定期监测体重。此外，坚持母乳喂养有助于控制体重。

4. 围绝经期运动

围绝经期是女性走向老年的过渡时期。伴随着卵巢功能的逐渐衰退，身体素质、心肺功能、骨骼强度也逐渐下降。运动作为一种积极、无副作用的主要预防手段，可以有效增强围绝经期多囊卵巢综合征患者的体质，提高其生活质量。

进行有氧运动，如步行、北欧式健走、慢跑、骑自行车、游泳、滑雪等，可以使更年期症状（如盗汗、潮热、情绪波动、易怒、抑郁、头痛，以及尿频、尿急等泌尿系统症状）的发生率明显下降。

与有氧运动相比，抗阻训练有不同的益处，它有助于增加肌力，提高代谢率，并可通过增加骨密度来降低骨质疏松的风险。

此外，围绝经期女性也可进行身心运动。身心运动可在不使用药物的情况下改善身心状态，且不存在副作用或药物相互作用的风险，可帮助多囊卵巢综合征患者调节在围绝经期的情绪波动

（如易怒、焦虑），甚至激素波动带来的绝望和悲伤，缓解肌肉、骨骼疼痛，改善睡眠，全面减少围绝经期症状。

我们鼓励围绝经期女性参与多种体育运动，并可结合药物和营养等多种干预手段，根据不同治疗目标，制订适宜的组合方式，以增强干预效果。

小课堂

抗阻训练包括哪些？

举哑铃、沙袋等重物，通过滑轮及绳索提起重物，拉长弹簧、橡皮条等弹性物；利用专门的训练器械进行训练，这些器械通过摩擦或磁电效应等原理提供可调节的阻力；将自身体重作为负荷，进行俯卧撑、下蹲起立、仰卧起坐等练习。

身心运动包括哪些？

身心运动包括瑜伽、冥想、普拉提、太极拳、气功、渐进式肌肉放松等，强调身心的协调与统一。

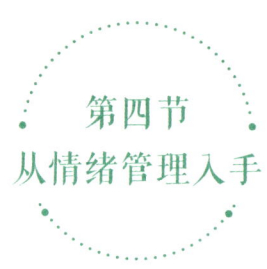

第四节
从情绪管理入手

尝试用多种方式缓解焦虑

假如时常出现紧张不安、心悸、出汗、手足发冷等,可能是因为过分焦虑。研究表明,焦虑是导致妊娠并发症的主要情绪因素。有证据表明,复发性流产、妊娠期高血压疾病、早产、产程延长等妊娠并发症可能与孕期情绪因素有关,至少与应激性情绪状态有关,这表明孕妇的情绪、压力会影响妊娠、分娩和胎儿发育。

如何缓解焦虑呢?我们可以尝试:

(1)调整自己的性格

改变敏感、多疑、压抑、悲观的性格,保持稳定、自信、自尊、乐观。

(2)转移焦点,及时释放不良情绪

在情绪沮丧时,借助一些方式排遣,如和家人一起出去吃晚餐或看电影,和好朋友一起吃饭、聊天;不勉强自己做不愿意做的事情；在心情不好时，尝试想一些高兴的事情；不要对自己要求过高，可以降低期望值；尝试把自己担心的事情说出来，寻求他人帮助；装扮一下自己，让自己更美丽；适当进行形体锻炼，以获得更好的身材；经常放松自己，如睡觉、读书、洗澡、听音乐、看杂志等。如果是新手妈妈，可以与其他新手妈妈在一起，聊聊带孩子的感受。

（3）换位思考，宽容大度

面对诸多问题时，要换位思考，尽量不与他人发生正面冲突。退一步海阔天空，给自己营造一个更好的环境。

（4）倾诉宣泄，自我鼓励

找好友或家人交流，尽诉心曲，大哭一场也无妨，尽情宣泄郁闷情绪。学会自我欣赏，多想想自己的优点，多关注事物好的一面，多鼓励自己。

（5）自我实现

生儿育女只是女性生活的一部分，不要忘了人生还有自我实现的需要。对于怀孕的多囊卵巢综合征患者来说，可以趁着休产假，关注一下自己有无喜欢或擅长的事业，也许等产假结束就会有新契机出现。

（6）充分休息

让自己好好地睡个美容觉，保持精力充沛。

试一试中医五行音乐疗法

（1）中医五行音乐疗法的原理

中国传统音乐疗法以"乐人和谐""天人合一"为理想境界，强调阴阳平衡和肝、心、脾、肺、肾的相互促进关系。中医五行音乐疗法以五音（角、徵、宫、商、羽）对应五行脏腑，通过特定旋律促进人体阴阳平衡、气血调和、情绪舒畅，还可治疗疾病。

根据《黄帝内经》，世界上有木、火、土、金、水5种元素，分别对应5种乐音（角、徵、宫、商、羽）；地球上有5个季节（春、

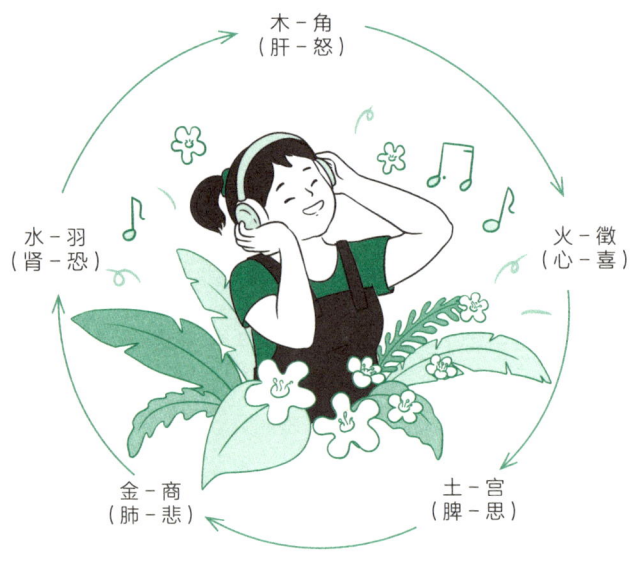

图18　中医五行音乐疗法

夏、长夏、秋、冬），分别对应生命变化的5个阶段（出生、生长、变化、收集和储存）；人类有内脏（肝、心、脾、肺、肾）和各种情绪（怒、喜、思、悲、恐）。这些都反映了人与自然的有机联系。此外，《黄帝内经》还记载了"角"是与肝相通的木音，"徵"是与心相通的火音，"宫"是与脾相通的土音，"商"是与肺相通的金属音，"羽"是与肾相通的水音。这就是五行音乐疗法的原理。根据这一原理，生物体内生命能量的运动模式受不同音乐模式声波的振动影响，以适应木生命能量的传播、火生命能量的上升、土生命能量的平静、金生命能量的内收和水生命能量的下降，进而使气血循环和谐有序，脏腑功能运行稳定。

（2）五行音乐的代表曲目

角：《草木青青》《一粒下土万担收》《绿叶迎风》《春风得意》《平沙落雁》《江南好》《胡笳十八拍》《蓝色多瑙河》《春之声圆舞曲》。

徵：《喜相逢》《百鸟朝凤》《轻骑兵进行曲》《喜洋洋》《春节序曲》《闲聊波尔卡》《紫竹调》《步步高》《狂欢》。

宫：《秋湖月夜》《鸟投林》《闲居吟》《春江花月夜》《月儿高》《十面埋伏》《月光奏鸣曲》。

商：《阳关三叠》《黄河大合唱》《第三交响曲》《嘎达梅林》《悲怆》《高山流水》《将军令》《阳春白雪》。

羽：《昭君怨》《塞上曲》《梁祝》《二泉映月》《梅花三弄》《汉宫秋月》。

（3）接受性音乐治疗和主动性音乐治疗

聆听音乐属于接受性音乐治疗。这种音乐治疗有放松和激励作用，能改善情绪、提高认知功能、促进个人发展与自我抒发。

我们还可以尝试主动性音乐治疗——即兴演奏音乐。虽然我们并不是有娴熟技能的音乐家，但可以学习一些音乐知识，参与到音乐的即兴创作和演奏中，随性谱成自己满意的音乐作品。

接受怀孕带来的变化

十月怀胎，孕期容貌和体态的改变、妊娠纹的密布、身体的不适、产前检查时遇到的问题，以及对未来的担忧（如怕产后不能恢复以往的风采，怕难产，怕胎儿不健康，怕宝宝长大后人格不健全）等，都不同程度地困扰着准妈妈们，导致准妈妈们焦虑、紧张、担心。其实，在整个孕期，母亲和胎儿都存在着持久、强烈的情感交流，母亲每时每刻的心情都会影响到胎儿。母亲焦虑时，胎儿也会烦躁不安；母亲生气时，胎儿也会很不开心，甚至拳打脚踢。胎儿期的所有记忆和经历过的情感都会带入到出生后的生活，以一种无法察觉的方式产生影响。

我们能做的就是——

❶ 接受怀孕带来的身心变化　包括形体、饮食、情绪、生活习惯的变化及对丈夫依赖度的变化。

❷ 接受未来生活空间的变化　小生命的诞生往往使夫妻双

方感觉生活空间变小了。这种变化不仅仅是物理空间上的缩小，更多是心理和时间上的调整。因此，夫妻双方需要进行更多的沟通和理解，共同面对新的挑战。

❸ 接受未来情感的变化　无论夫妻哪一方，在孩子出生后都会自觉或不自觉地将情感转移到孩子身上，从而使另一方感到情感缺乏或不被重视。这种情感转移是正常的，但也需要夫妻双方共同努力，以维持和加强彼此之间的情感联系。

❹ 接受家庭责任与应尽义务的增加　怀孕的妻子需要丈夫的理解与体贴，平时妻子可以做的体力劳动，在孕期可能大部分都会转移到丈夫身上。孩子出生后，夫妻双方对孩子、家庭的义务都在随着时间的迁移而增加。夫妻双方可以通过共同育儿、寻求外部支持、时间管理等方法更好地应对家庭责任与应尽义务增加等挑战，共同承担起孩子的养育与家庭的管理。

准妈妈还可以在平日里与丈夫一同参加孕妇学校学习，多读些科学的关于怀孕及育儿的图书，积累孕期、分娩及产后知识，以维持健康的心理状态；不计较生活琐事，不与家人生闷气、发怒；少看有恶性刺激的电影与电视剧，少去人员密集、环境嘈杂、空气不流通的地方；与丈夫一起散步、听音乐、闲聊、欣赏风景或一起设想美好的未来。要以一种平和、自然的心境迎接怀孕和分娩的到来，以愉快、积极的态度对待孕期发生的变化，坚信自己能够孕育一个身体、心理都健康的小生命，完成将其平安带到这个世界上的使命。

学会积极应对分娩后的各种问题

假如分娩时出现了不可预估的状况,比如已经做好了自然分娩的准备,最后却不得不接受剖宫产,又比如新生儿的外貌及性别与理想中的不符,我们都不要感到挫败与失望。

假如亲人的注意力转移到了小宝宝上,我们不要感到震惊与失落。这也许是出于暂时的陌生与惊奇,只是因为亲人还没有时间来经营对宝宝的爱。

假如在产后遇到宫缩痛、恶露不绝、缺乳、乳胀、便秘,以及因频繁哺乳导致疲劳、虚弱等问题,我们不要过于难过或沮丧,这些情况是由产后短时间内体内激素水平快速变化引起的。此时,我们要做的是调整心态。如果忽视这些情绪变化,它们可能会发展成产后抑郁,这不仅会迁延数月或数年,还可能导致母婴联结障碍、婚姻适应困难,以及下一代的行为、认知和社会问题。

第三章

多囊卵巢综合征的中西医治疗方法

第一节 中医治疗方法

中医治疗妇科疾病历史悠久、独具特色，其疗效在长期以来的医疗实践中已经得到了证明。中医妇科学的特色与优势主要在于调经、治带、种子、安胎、产后调治及养生保健，因此中医药治疗贯穿多囊卵巢综合征患者的各个生理时期。

常见的中医治疗方法如下：

中药汤剂

中药的发现和应用，在中国有着悠久的历史。中药是中医防治疾病、养生康复与保健的主要工具，几千年来为中华民族的繁衍昌盛和人类的健康长寿做出了不可磨灭的贡献。中药主要来源于天然的植物、动物、矿物及其加工品，其中以植物药居多，故有"诸药以草为本"的说法。口服中药汤剂是中医治疗妇科疾病的主要方法，一般经过辨证分析，再确立治疗法则。

在治疗多囊卵巢综合征的过程中，中医治疗方法非常重视一个"调"字。常用的治法有调理脏腑、调理气血、调理奇经（冲、任、督、带脉）、调整月经周期法（周期疗法）。这些治法用于调节青春期月经周期，改善多毛、痤疮症状，促进备孕期卵泡发育成熟和子宫内膜修复，促进妊娠期安胎养胎，促进产后母体恢复，改善围绝经期相关不适症状等，临床疗效均显著。

笔者团队"一种治疗多囊卵巢综合征高雄激素血症的中药组合物"获得国家发明专利授权及国际专利，"一种用于多囊卵巢综合征促排卵的中药组合物"获得国家发明专利授权。

中药汤剂有起效快、药物加减方便的优点，但是同样存在量大、口感差、煎煮费时费力、不利于携带等缺点。中药喝一周还能坚持，如果连着喝好几个月，那确实需要莫大的毅力。应对此问题，古代医家发明了使口腹免受"苦难"的治疗方法，如针灸。

针灸

传统针灸是针法和灸法的总称。针法是用金属制成的针刺入人体特定的穴位，运用手法以调整营卫气血；灸法是将艾绒搓成艾条或艾炷，点燃后温灼穴位的皮肤表面，以达到温通经脉、调和气血的目的。针灸操作简便易行、费用经济、副作用小，故临床上常用于治疗各类妇科疾病。

经皮穴位电刺激

经皮穴位电刺激是在传统针灸疗法基础上衍生出来的新技术。将带有自黏性的皮肤电极置于人体穴位表面皮肤上,通过电流刺激穴位,以达到防治疾病的目的。这种技术最显著的优势是无创无痛、操作方便,患者没有恐惧心理、易于接受。

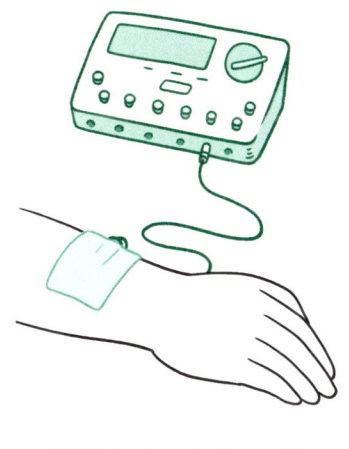

图19　经皮穴位电刺激

穴位贴敷

将特定的中药打粉制作成膏,贴敷在一定的体表穴位上,不仅起到穴位刺激的作用,还可发挥药物的药理作用。而且药物不经消化道吸收，直接接触病灶，可增强治疗效果，或通过经络气血的传导以治疗疾病。穴位贴敷的应用范围相当广泛，可在孕前、孕期、产后任一时期运用。

在备孕期，可将敷贴贴于中极穴、子宫穴、关元穴等穴位上以促进卵泡发育成熟并排卵。

在孕期，特别是前3个月，很多孕妇会出现孕吐的表现，这种呕吐表现也称"妊娠呕吐"。因为有的孕妇呕吐严重，并不适合口服中药汤剂，故穴位贴敷多被选择用于孕期止呕，简称"止呕贴"。止呕贴多选用药食同源的药物，无毒副作用，保证对胎儿无碍。在穴位的选择上，多选用调理脾胃的要穴，如神阙、足三里、关元穴等。

在产后初期，亦可采用穴位贴敷的方式治疗产后宫缩痛或乳汁分泌不足等疾病。

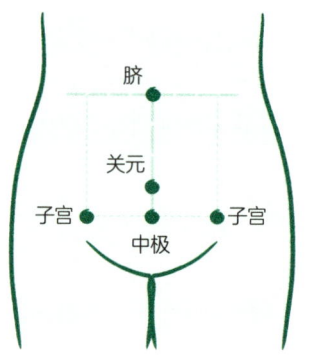

图20 中极穴、子宫穴和关元穴的位置

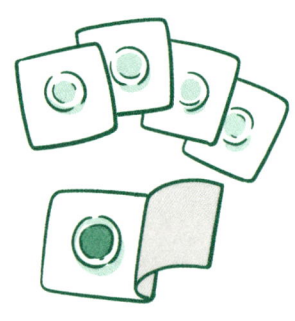

图21 敷贴

> **小课堂**
>
> 中极穴属任脉,任主胞宫,有调节气血的作用;子宫穴为经外奇穴,主治盆腔炎、痛经、不孕症等;关元穴为先天之气海,元阴、元阳交会之处,有培补元气、温肾助孕之功效。

耳穴压豆

我们耳朵的形状就像处于头下臀上胎位的胎儿,耳朵的不同区域对应人体不同的部位。耳穴压豆法,即用胶布将药豆准确地粘贴于耳穴处,给予适度的揉、按、捏、压,使其产生酸、麻、胀、痛等刺激感,以达到治疗目的的一种外治疗法。

耳穴压豆与针灸按摩有相似之处,起到镇静止痛、疏通经络、调节患者情绪的作用。多囊卵巢综合征患者在备孕期、产后期、围绝经期可通过耳穴压豆调节情绪、缓解压力、改善内分泌功能。

穴位埋线

穴位埋线是一种衍生针灸疗法,通过一次性针具将药线(羊肠线或其他人体可吸收线)植入相应穴位内,以长效刺激穴位。

穴位埋线过程中，"酸麻胀痛"的针感较针刺或电针更为强烈，且刺激持续时间更长。埋入穴位的药线一般会在15天左右自行吸收，所以治疗间隔时间较长，一般2周治疗1次。埋线当天不宜洗澡，以防感染。

这种方法常常用于帮助肥胖型多囊卵巢综合征患者减肥。通过在穴位上埋线起到疏通经络、改善自主神经功能紊乱及内分泌失调的作用，一方面抑制了亢进的食欲，减少能量的摄入，另一方面也可以增加人体能量消耗，促进体内脂肪分解，最终实现减肥。

拔罐

拔罐又称"角法"，是以罐为工具，利用燃烧或抽吸排出罐内空气，形成负压，使罐吸附于腧穴或应拔部位的体表，产生刺激，使被拔部位的皮肤充血、淤血，促使经络通畅、气血旺盛，具有活血行气、止痛消肿、散寒除湿等作用。

中医认为肥胖者多痰湿，故针对多囊卵巢综合征伴肥胖者，多"以肥为腧"，取腰腹肥厚处拔罐，通过祛痰除湿达到减肥的功效；还可利用拔罐所具有的活血止痛的功效来治疗非孕产期时的身体疼痛。

阶段不同，干预手段不同

干预手段的选择及操作建议在专业医生的指导下进行。大家可参考笔者团队牵头国内外专家制定的多个共识，具体内容可通过"凡说女性健康"公众号获取。

多囊卵巢综合征女性月经失调、雄激素过量、不孕、胰岛素抵抗、肥胖、情绪障碍、睡眠障碍的具体内容可参考《中医适宜技术在多囊卵巢综合征应用专家共识》和 *Non-pharmacological interventions of traditional Chinese medicine in treating polycystic ovary syndrome: a group consensus*。具体干预手段有：经皮穴位电刺激、耳穴压豆、穴位热敷、穴位贴敷、中药足浴、灸法、针刺、中药外洗、中药热奄包、中药熏蒸、耳穴揿针、拔罐、穴位埋线、五行音乐、穴位按摩、芳香疗法、传统运动疗法。

多囊卵巢综合征女性妊娠糖尿病、妊娠期高血压疾病、妊娠期血脂异常、流产早产、胎儿生长受限、情绪障碍、阻塞性睡眠呼吸暂停、分娩镇痛、催产引产管理的具体内容可参考《中医药在多囊卵巢综合征女性妊娠期管理中的应用专家共识》。具体干预手段有：耳穴压豆、穴位按摩、中药复方、穴位贴敷、中医五行音乐疗法、揿针、经皮穴位电刺激、针刺。

围辅助生殖期中促进卵泡发育、提高精子质量、垂体降调、提高子宫内膜容受性、保胎安胎、取卵术后疼痛、卵巢过度刺激综合征、情绪障碍的具体内容可参考《中医适宜技术在围辅助生殖期中的应用专家共识》和 *Non-pharmacological interventions involving traditional Chinese medicine for assisted reproductive technology: a group consensus*。具体干预手段有：经皮穴位电刺激、艾灸、针刺、穴位贴敷、耳穴压豆、中药足浴、隔药脐灸、中药热奄包、耳穴揿针、穴位按摩、中医五行音乐疗法、中药熏蒸。

阴道分娩后尿潴留、宫缩痛、情绪障碍、乳汁分泌管理的具体内容可参考《中医适宜技术在初产妇阴道分娩产后早期康复应用专家共识》。具体干预手段有：穴位热敷、经皮穴位电刺激、穴位按摩、中药热敷、穴位贴敷、耳穴压豆、中医五行音乐疗法、足部药浴、针灸。

剖宫产术后肠胀气、恶心呕吐、疼痛、静脉血栓栓塞症的预防、泌乳、尿潴留、手术切口脂肪液化与伤口感染、情绪障碍管理的具体内容可参考《中医适宜技术在剖宫产术后加速康复应用专家共识》。具体干预手段有：穴位热敷、经皮穴位电刺激、穴位按摩、中药热敷、穴位贴敷、中药外敷、耳穴压豆、中医五行音乐疗法、足部药浴、针灸。

缺乳、排乳不畅、乳汁淤积、乳腺炎、乳腺脓肿管理的具体内容可参考笔者团队牵头国内专家制定的《中医适宜技术在哺乳期乳房保健中的应用专家共识》。具体干预手段有：推拿手法、穴位按摩、中药外敷、穴位贴敷、耳穴压豆、中药熏蒸、拔罐、足部药浴、灸法、经皮穴位电刺激、中医五行音乐疗法、穴位热敷、针法。

常见问题 Q&A

1. 调经与备孕可以同时进行吗？

可以。

对于多囊卵巢综合征患者的管理，是长期的、终身的。当患者在青春期时，医生主要关注月经情况；当患者进入生育期时，医生的重点会放在维持生育力、孕前助孕、孕后保胎上；随着时间的推移，医生则会重点关注患者卵巢功能的保护。

中医认为，子宫，即胞宫，是月事按时而下、孕育生命的根本器官，子宫正常生理功能的发挥有赖于肾精的充足。《妇人良方大全》有云："肾气全盛，冲任流通，经血既盈，应时而下，否则不通也。"清代傅青主在《傅青主女科》中也指出："精满则子宫易于摄精，血足则子宫易于容物，皆有子之道也。"通过上面的中医古籍，我们可以知道，肾气、肾精充足，才能保证月经按时来，子宫才能正常孕育生命。

另外，《济阴纲目》有云"求子必知氤氲之时"，认为氤氲乃"天然之节候，生化之真机也"。"氤氲之时"可对应现代医学中"排卵期"的概念。月经按时来，排卵无障碍，氤氲之时正常来，是顺利怀孕的必要条件。多囊卵巢综合征患者素体肾虚，在氤氲期肾中阴阳难以转化，精亏则卵子无法正常发育，气不足又可致排卵受阻。所以，调经与备孕是可以同时进行的。

2. 先喝减肥的中药还是备孕的中药？

肥胖是应该最先调理的。

中医认为，脾胃虚弱、运化无力，会导致水湿困阻、形体肥满。多囊卵巢综合征患者月经不规律、生育压力大等，容易导致心情郁闷，进而肝郁化火，浊津为痰，痰浊愈生。痰浊与瘀血同时包裹卵巢，形成症积，导致卵巢出现多囊样改变。

现代医学认为，肥胖受到遗传基因、生活方式、饮食习惯等多种因素的共同影响，与能量失衡有关。肥胖状态下，体内脂肪不断堆积，大量的脂肪细胞分泌出多种炎症因子。目前认为，多囊卵巢综合征患者体内可能存在长期的慢性炎症，已有学者在多囊卵巢综合征患者体内多处，包括脂肪细胞中发现高表达的炎症因子。这些炎症因子可能通过调控卵泡发育、改变雄激素水平，对多囊卵巢综合征产生影响。

中国科学院院士黄荷凤等人探究了炎症因子对多囊卵巢综合征进程的作用，指出肥胖可使机体处于促炎状态，导致多囊卵巢综合征的进展。肥胖型多囊卵巢综合征患者通过调整生活方式控制体重，对于恢复排卵有明显意义，最终可提高妊娠率。

另外，肥胖常伴有胰岛素抵抗。胰岛素抵抗导致多囊卵巢综合征发生的具体机制尚不明确，但目前有观点认为，胰岛素抵抗在多囊卵巢综合征和代谢综合征的发生中均起中心作用。此外，有学者发现合并胰岛素抵抗的多囊卵巢综合征患者的子宫内膜局部也存在胰岛素抵抗，高水平的胰岛素直接刺激子宫内膜胰岛素受体的表达，影响子宫内膜容受性，使妊娠率下降、流产率升高等。

所以先减肥吧！先调整好子宫内环境，把房子布置得漂漂亮亮的，再请小宝宝入住。

3. 打算做人工授精（或促排卵、试管婴儿），还能吃中药吗？

最终选择走人工授精（或促排卵、试管婴儿）这条路的多囊卵巢综合征患者，想必备孕之途"道阻且长"。经历了许多还依然坚持初心，确实非常不容易。对于中医来说，选择现代化的手段并不影响我们用中医药进行调理。但是有些医生会有自己的要求，可能不喜欢有其他医疗手段干预其治疗方案。所以我们建议您向两边的医生都告知自己的计划，在三方都知晓的情况下进行备孕。"众人拾柴火焰高"，这样做也能避免一些不必要的麻烦。不要害羞，告诉你的中医医生，什么时候要"进周"，告诉你的西医医生，你在吃备孕的中药，让大家一起来帮助你吧。

第二节 西医治疗手段

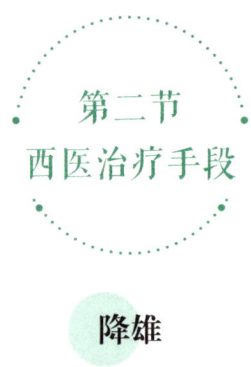

降雄

1. 降雄药物有哪些？

对于多囊卵巢综合征高雄激素血症的治疗，通常需要使用药物降雄，即降低体内雄激素的水平。缓解高雄激素症状是治疗的主要目的。

根据多囊卵巢综合征雄激素的3个主要来源——卵巢、肾上腺皮质和外周组织，可将目前常用的降雄药物分为：

❶ 抑制卵巢雄激素合成的药物，主要是复方口服避孕药。

❷ 抑制肾上腺皮质雄激素合成的药物，主要是各种糖皮质激素。

❸ 抑制雄激素在外周组织的活性和作用的药物，主要是孕激素、螺内酯和氟他胺等。

（1）复方口服避孕药

多囊卵巢综合征患者体内过多的雄激素主要来源于卵巢，因此降雄治疗应首先抑制卵巢雄激素的合成。其中，以复方口服避孕药（COC）应用最广泛。COC虽不能治愈多囊卵巢综合征，但可改善许多症状，如痤疮和多毛。COC还有助于改善月经周期紊乱、预防子宫内膜增生，可作为育龄期多囊卵巢综合征患者高雄激素血症及多毛、痤疮的首选治疗药物。

COC是由雌激素和孕激素组成的复合制剂，不仅可用于避孕，还有很多非避孕应用。COC的降雄作用，实际上是通过补充外源性雌、孕激素，来抑制垂体促性腺激素的分泌，尤其是黄体生成素的分泌，进而抑制多囊卵巢综合征患者的卵巢合成过多的雄激素。此外，COC还可以提高外周血性激素结合球蛋白的水平，从而使外周血中呈游离状态的雄激素水平降低，也使雄激素的生物活性和利用度降低。

应当注意的是，使用COC前，医生需要先对患者的全身健康情况进行评估，以排除COC的服用禁忌证。同时应注意监测血雄激素水平，一般治疗3～6个月血雄激素水平会明显降低。达到降雄效果后，患者可根据具体情况改用其他治疗方案：无生育要求者，可停药观察，症状复发后可再用药——可定期补充孕激素，也可持续使用COC；有生育要求者，可开始促排卵治疗。

如果使用COC治疗6个月后仍未达到降雄效果，则需要联合其他药物治疗。一般情况下加用螺内酯；如有肾上腺皮质来源雄激素过多，加用糖皮质激素；如有胰岛素抵抗，加用胰岛素增敏剂。

（2）糖皮质激素

糖皮质激素一般不单独用来降雄，只有在医生考虑患者有肾上腺皮质来源的雄激素过多时才使用。

（3）孕激素、螺内酯和氟他胺等

孕激素、螺内酯和氟他胺等能直接阻滞高雄激素对皮脂腺、毛囊等外周组织的负面作用，进而改善痤疮、多毛等症状。孕激素也有助于恢复月经规律。大多数医生会使用甲羟孕酮或天然黄体酮。患者需在医生指导下定期用药。

此外，多囊卵巢综合征伴有胰岛素抵抗时，高胰岛素血症可引起高雄激素血症。此时，使用胰岛素增敏剂，如二甲双胍、罗格列酮，可通过降低血胰岛素水平来减少雄激素的分泌。

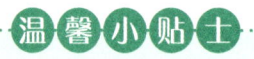

青春期女孩可以服用避孕药来进行降雄治疗吗？

可以。青春期女孩不必对服用避孕药感到恐慌，青春期多囊卵巢综合征患者需要进行降雄治疗时也可以使用COC，这时使用COC不是用于避孕，而是用于抑制多囊卵巢综合征患者的卵巢合成过多的雄激素，这既有助于改善多毛、痤疮等高雄激素症状，又能调整月经周期。青春期女孩使用COC时，应经过相应的心理疏导，了解药物的用途及药物的服用方式。

2. 降雄药物有副作用吗？

世上没有十全十美的东西，药物也是如此。《类经》记载："药以治病，因毒为能。"那么降雄药物会不会有副作用？

（1）COC

大量医学研究和临床实践证实，COC安全性高，其健康获益远远大于可能存在的风险，因此多囊卵巢综合征患者应用COC进行降雄治疗时，在充分排除使用禁忌证后，无须担心副作用或不良隐患。

使用COC时容易出现乳房胀痛，一般不需处理，随服药时间延长，症状可自行消失。

（2）螺内酯

螺内酯是最常用的雄激素受体拮抗剂，也是常用的利尿剂。使用螺内酯治疗时，早期可能会有多尿表现，数天后尿量会恢复正常。如果存在肾功能损害，应禁用或慎用螺内酯。

在大剂量使用螺内酯时，需注意高钾血症，建议定期复查血清钾浓度。建议育龄期女性在服药期间采取避孕措施。

（3）氟他胺

氟他胺是一种比螺内酯效果更强的雄激素受体拮抗剂，用于治疗多毛，但大剂量的氟他胺可能会损害肝功能，应慎用。育龄期女性在用药期间也应采取避孕措施。

（4）胰岛素增敏剂

胰岛素增敏剂中，二甲双胍的副作用不明显，罗格列酮可能会影响肝功能，增大心脏病的发生风险。

3. 降雄治疗应因人而异

多囊卵巢综合征降雄治疗的方法和药物有多种，降雄治疗时应考虑患者不同的生理阶段、症状表现、生育需求等，以期获得最大的治疗效果。为了保证用药安全，多囊卵巢综合征患者应在医院就诊后根据医嘱合理用药，不可自行用药。

对于多囊卵巢综合征高雄激素血症主要表现为血雄激素水平增高者，主要采用药物抑制雄激素合成；多毛、痤疮者，可结合降雄药物治疗、局部药物外用和物理治疗（有痤疮者常需加用抗生素）。对伴有胰岛素抵抗的多囊卵巢综合征高雄激素血症，可应用胰岛素增敏剂。

（1）多毛

针对多囊卵巢综合征多毛的治疗，可采用双管齐下的方法，包括药物治疗和物理治疗。

❶ 药物治疗　主要使用降雄药物。若无禁忌证，应以COC为首选；若为中度至重度多毛，可联合应用COC和螺内酯。非那雄胺也是一种在临床上使用的药物，它是一种5α-还原酶抑制剂，主要通过降低毛囊皮脂腺的双氢睾酮水平来减轻多毛症状。育龄女性在使用螺内酯、非那雄胺时应采取有效的避孕措施，或在备

孕之前停药，以避免药物可能对胎儿的致畸作用。由于机体毛发存在固有的生长周期，因此药物治疗的周期较长，一般需要6个月以上。

❷ **物理治疗** 物理治疗通常可快速解决多毛外观问题。有中重度多毛或药物治疗无效时，建议去皮肤科就诊，采取相关的局部治疗或物理治疗。剃刮和化学脱毛费用较便宜、无痛，但只能去除毛干，不能去除毛根，因而还会有新毛发长出。拔毛、蜜蜡除毛会造成疼痛，可能会引起毛囊炎，还会诱导毛囊进入生长期，导致新毛发长出。电解脱毛和激光脱毛可产生永久性脱毛的效果，其中以激光脱毛更为方便、快捷和安全，因而较为推荐。需注意的是，物理治疗虽能快速改善多毛外观，却不能纠正高雄激素这一内分泌失调状况，因此患者仍需要药物治疗来降低体内的雄激素水平。

（2）**脱发**

多囊卵巢综合征雄激素性脱发目前较少见，表现也没有多毛、痤疮显著，相关医学研究还不多。目前使用的药物主要是通过降雄来阻止头皮毛囊变小，最常用的仍然是COC。此外，据医学研究报道，口服或外用非那雄胺，以及外用2%或5%米诺地尔溶液至少6个月，可改善毛发生长状况。

（3）**痤疮**

❶ **皮肤科治疗** 看见痤疮后，我们首先想到的是去皮肤科治疗，目的是纠正毛囊异常、减少皮脂分泌、抑制毛囊内细菌

（尤其是痤疮丙酸杆菌）繁殖和炎症反应。对于轻度痤疮，可局部外用消除痤疮的药物；对于中度痤疮，需加用抗生素（痤疮面积小时可外用抗生素，痤疮面积大、程度较重时可口服抗生素）；对于重度痤疮，可使用抗生素联合维A酸类药物口服治疗，但应注意监测肝功能。此外，需注意个人卫生，不要用手挤压"痘痘"，要用温水和温和的洗护用品洗涤局部肌肤，少食脂肪和糖类，避免饮酒和食用刺激性食物，保持大便通畅。

❷ 降雄治疗　当痤疮作为多囊卵巢综合征的皮肤表现出现时，我们应当注意不能"只顾表面"，除了要按痤疮严重程度采取相应治疗措施以外，还需要进行降雄治疗。青春期女性和无生育要求的育龄期女性，可口服COC、螺内酯、二甲双胍等药物。但青春期女性使用COC期间，应注意药物对代谢的影响，注意监测血糖、血脂等代谢指标的变化。此外，二甲双胍常用于年轻女性，包括青春期女性多囊卵巢综合征的一线单药治疗，也可改善高雄激素血症。有生育要求者，首选促排卵药物。若促排卵反应不佳或痤疮、多毛等高雄激素症状明显，可先用1～3个周期的COC治疗后再行促排卵治疗。

调节月经

对于月经稀发但规律排卵的患者，如无生育或避孕要求，且周期长度短于2个月，可观察、随诊，无需用药。

1. 周期性使用孕激素

处于青春期、围绝经期,以及处于育龄期且有妊娠计划的多囊卵巢综合征患者,均可周期性使用孕激素来调节月经。推荐使用天然孕激素或地屈孕酮,优点是不抑制下丘脑-垂体-卵巢轴的功能(或抑制程度较轻),对代谢影响小;缺点是无降低雄激素水平、治疗多毛及避孕的作用。

2. 使用短效COC

短效COC不仅可调整月经周期、预防子宫内膜增生,还可减轻高雄激素症状,是育龄期无生育要求的多囊卵巢综合征患者的首选药物。青春期患者可酌情用,围绝经期无血栓高危因素的患者可用,但应慎用,不作为首选。使用3～6个周期后可停药观察,若症状复发,可再用药(如无生育要求,育龄期推荐持续使用)。用药前需注意是否存在短效COC的禁忌证。

3. 雌孕激素序贯治疗

极少数多囊卵巢综合征患者胰岛素抵抗严重、雌激素水平较低、子宫内膜薄,经单一孕激素治疗后子宫内膜无撤药出血反应,需要采取雌孕激素序贯治疗。这种治疗方法也用于雌激素水平偏低、有生育要求或有围绝经期症状的多囊卵巢综合征患者。可每天口服雌二醇1～2 mg(每月服用21～28天),在月经周期的后10～14天加用孕激素。对伴有低雌激素症状的青春期、围绝经期多囊卵巢综合征患者来说，雌孕激素序贯治疗可作为首选方案，既可控制月经紊乱，又可缓解低雌激素症状。具体治疗方案参照绝经激素治疗的相关指南。

应对胰岛素抵抗

肥胖是多囊卵巢综合征患者发生胰岛素抵抗的原因之一，对于超重或肥胖的多囊卵巢综合征患者，首选的一线治疗仍旧是以体重管理为目标的生活方式干预。此外，胰岛素增敏治疗、中医药治疗对于改善多囊卵巢综合征患者的胰岛素抵抗状态也有一定作用。

胰岛素增敏治疗主要使用两类胰岛素增敏剂——二甲双胍和噻唑烷二酮类药物（TZD）。

1. 二甲双胍

作为糖尿病治疗中的一线降糖药，二甲双胍在多囊卵巢综合征治疗中的应用早在20世纪90年代就开始了。二甲双胍是目前治疗多囊卵巢综合征胰岛素抵抗的一线治疗药物，但是二甲双胍有胃肠道副作用，因此用药应遵医嘱小剂量递增服用，进餐时服药可减轻胃肠道不良反应。二甲双胍从胃肠道吸收，经肝脏代谢，从肾脏排出，肝肾功能不全者禁用二甲双胍，因会引起乳酸性酸中毒。用药期间需定期检测肝肾功能，出现肝肾功能不全时应立即停药。

二甲双胍在美国食品药品监督管理局的妊娠用药分级中为B类药物，即相对安全药物。目前尚无其对动物或人类胎儿有毒性或致畸的证据。但是我国的药监部门尚未批准将二甲双胍用于妊娠期妇女。因此，对于孕期到底要不要用二甲双胍，最好根据自身病情，和医生一起制订合适的治疗方案。

此外，网络上盛传二甲双胍有减肥、生发、抗衰老、延长寿命、防癌、抗癌、治疗孤独症等功能。在这里提醒大家，网传的科学"新发现"并非完全是空穴来风，但是很多都只停留在细胞实验、动物实验阶段，还未经过正规的临床试验，也就是说很多所谓的新功能并未在人体上证实。因此，大家千万不要因为看到了二甲双胍有各种神奇功能就擅自买来日常服用。

2. TZD

TZD常作为双胍类药物疗效不佳时的联合用药选择，常用于无生育要求的患者。此类药物不能有效降低雄激素水平，且可能引起体重增加、低血糖、心血管不良事件及骨密度降低。因此，TZD目前不是多囊卵巢综合征胰岛素抵抗治疗的首选药物。对于超重或肥胖的多囊卵巢综合征患者，或合并心脏疾病、骨密度降低的患者，不推荐使用TZD。TZD副作用较明显，属于妊娠C级药物，有致畸风险。对于有生育要求的患者，妊娠期、哺乳期女性及18岁以下患者，不推荐服用。

对于不孕

1. 关于促排卵治疗

（1）什么是促排卵治疗？

促排卵治疗，从字面意思上就能看出个大概，即促进卵泡生长发育和卵子排出的治疗。形象地说，就是医生通过使用五花八门的药物来帮助患者的卵泡生长，当卵泡长到合适的大小，医生算准时间，再来一剂破卵针，卵子就乖乖离开卵巢，奔向输卵管的怀抱了。

严格地讲，促排卵分为诱导排卵和控制性卵巢刺激。这两者有什么区别呢？诱导排卵一般是诱导单个卵泡或少数卵泡发育，主要用于促排卵指导同房和促排卵人工授精。控制性卵巢刺激常常是诱导多个优势卵泡发育，会有多个卵母细胞同时成熟，多用于试管婴儿。

（2）什么时候需要进行促排卵治疗？

促排卵治疗最适用的人群就是有生育要求但存在排卵障碍的生育期女性。不少多囊卵巢综合征患者在生育期都有排卵障碍的困扰，最直观的表现就是月经不规律、月经周期延长甚至闭经，即稀发排卵和不排卵。

设想正常女性一年有12次排卵的机会，而多囊卵巢综合征患者一年的排卵次数可能只有2～3次，而且还很难预测哪天才会排卵，不能精准回家"造人"。那么，受孕的机会是不是就少了很多呢？当然。为了解决这一问题，就需要进行促排卵治疗，具体开展上面所说的哪一种促排卵治疗，还要结合患者自身的情况。如果只有排卵障碍，其他检查都没有异常，那么简单的诱导排卵就可以了；如果合并其他不孕因素，比如输卵管异常、男方精液中重度异常等，或有做试管婴儿的需要，那么就需要更"猛烈"的控制性卵巢刺激了。

（3）促排卵药物有哪些？

说到促排卵药物，那可真是品种繁多，从机理到用法，实在纷繁复杂。简单来讲，主要分为以下几类药物：

❶ 口服药　包括最经典的"老大哥"氯米芬，还有"当红小生"来曲唑，一般都是从月经来潮的时候开始服用，连续服用几天就可以了。操作简单、方便，主要应用于诱导排卵和微刺激方案的初始。

❷ 促排针　这是最为复杂的一类。最经典的有尿促性素（hMG），小剂量可诱导排卵，大剂量可用于控制性卵巢刺激。也有各式各样的卵泡刺激素和黄体生成素注射类药物，都可以帮助卵泡生长和发育。此外，在控制性卵巢刺激过程中，可能还会配合使用促性腺激素释放激素类似物来组成各种治疗方案。

❸ 破卵针　主要包括人绒毛膜促性腺激素（hCG）和促性腺激素释放激素激动剂（GnRH-a）。它们主要是在卵泡长到合适的

大小以后用来帮助卵子离开卵巢的。具体的用法需要根据促排卵的方案和具体的情况来确定。

❹ 辅助用药　包括胰岛素增敏剂、生长激素、溴隐亭、口服避孕药等。因为多囊卵巢综合征患者多数合并胰岛素抵抗或者高雄激素血症，所以二甲双胍和口服避孕药是促排卵过程中较为常用的辅助用药。

（4）在促排卵过程中，需要做什么？

促排卵开始前，男女双方都需要完成医生建议做的检查。只有检查结果没问题，才可以进入正式促排卵的过程。除了某些特殊方案外，大部分方案都是在月经来潮的时候开始的。整个过程中，需要做的其实就是谨遵医嘱用药，定期做B超检查监测卵泡，必要时抽血检测激素水平。刚开始的时候可能检查频率低一些，几天来一次医院就好，当卵泡长起来的时候，可能需要隔天甚至每天到医院来监测。当卵泡长到可以破卵的时候，医生会交代后续的方案，比如什么时候回家"造人"，什么时候进行人工授精，什么时候进行取卵。一言以蔽之，就是好好配合医生治疗即可。

2. 关于人工授精

（1）什么是人工授精？

人工授精是通过医学操作，在适当的时间，把精子放到女性生殖道内，然后模仿自然妊娠的过程，任由精子向前冲，希望精子能够在输卵管与卵子成功邂逅并结合，最后形成受精卵并种植到宫腔，从而成功妊娠的一种技术。

人工授精的分类有多种。根据精子的来源不同，可分为夫精人工授精（AIH）和供精人工授精（AID），后者主要用于男方患有无精症，男女双方又希望通过供精来获得一个孩子的家庭，当然其中还涉及一些伦理的问题；根据贮存精液时间的长短，可分为鲜精人工授精和冻精人工授精；根据授精部位的不同，可分为阴道内人工授精、宫颈内人工授精和宫腔内人工授精，后两者在临床上更为常用。

人工授精的前提条件是要有正常发育的卵泡、正常的宫腔环境、至少一条通畅的输卵管和质量基本达标的精子。

（2）我需要做人工授精吗？

一般来讲，人工授精主要适用于以下情况：男女双方因为某些因素无法进行正常的性生活，或由于某些生殖器异常导致精子不能顺利进入宫腔，此外还有免疫性不孕和不明原因不孕等情况。对于单纯排卵异常的多囊卵巢综合征患者，诱导排卵是首选治疗，并不是非要进行人工授精。如果同时合并男方精子轻度异常，或者有单纯促排卵＋指导同房效果欠佳等情况，那么在女方至少一侧输卵管通畅的前提下，可以考虑做人工授精。至于人工授精的成功率，一般一个周期大概在15％，与试管婴儿50％～60％的妊娠率和患者100％的心理预期相比，可能确实低了一点儿，但是人工授精操作简单、成本较低，卵子和精子的结合也更加贴近自然，所以在适当的时候，人工授精也不失为一个良好的选择。

（3）人工授精的流程

经过初步的医学评估认为可以做人工授精以后，男女双方都要进行相应的术前检查，并准备结婚证、身份证等相关证件来证明是合法夫妻。然后，医生会根据患者特点选择相应的方案。由于多囊卵巢综合征患者常常合并排卵障碍，所以多选择促排卵＋人工授精的方案。在卵泡长到接近成熟卵泡大小时，使用hCG破卵，再在注射hCG后12～36小时内进行人工授精。根据目前临床最常用的宫腔内人工授精流程，医生会在手术当天先进行精子的初步处理，然后将处理过的精子注入女性的宫腔内。整个手术过程大概持续5分钟，术后患者需保持仰卧位15～30分钟。

（4）做完人工授精以后要注意什么？

做完人工授精以后，是可以正常工作和生活的，不需要天天躺在床上。天天躺在床上既不利于患者怀孕，又会增大其他并发症的发生风险。做完人工授精以后，医生一般会开一些黄体酮之类的黄体支持药物，患者只要遵医嘱服用就行。此外，患者还要合理营养，补充叶酸，戒烟、戒酒，保持良好的生活作息。一般做完人工授精2周后，就要验血看有没有怀孕了。到了揭开谜底的那一刻，是不是内心激动万分呢？如果hCG结果为阳性，那么恭喜你怀孕了，但是这时候还无法知道胚胎到底有没有按照预期种植到宫腔里，所以一般医生会安排患者2周以后做B超检查。

如果hCG结果为阴性，那么大概率这次失败了，可能就得重整旗鼓从头开始了。

3. 关于试管婴儿

（1）什么是试管婴儿？

试管婴儿技术在全世界已经应用、发展40多年了。试管婴儿技术的发生、发展是人类生殖技术的一大创举，也为不孕不育夫妻带来了新的希望。

试管婴儿技术是体外受精-胚胎移植（IVF-ET）技术的俗称，是指采用人工的方法，将卵子和精子从人体取出，在胚胎实验室里进行受精，并进行早期胚胎发育，然后将胚胎移植回母体子宫内以实现妊娠的技术。虽然叫试管婴儿，但宝宝并不是在试管内一直生长到出生的，只是在生命最初的0～6天于胚胎实验室里生长，最终还是需要在母亲的子宫里才能继续发育。

试管婴儿技术一般需要经过"术前检查—专业医生制订促排卵方案—促排卵—女方取卵、男方取精—实验室内进行体外受精—胚胎发育、筛选—优质胚胎移植回母体子宫、剩余胚胎冷冻保存"这一流程。

（2）我适合做试管婴儿吗？

多囊卵巢综合征患者如果多年未能自然怀孕，并经生殖科医生专业指导、促排卵同房、人工授精后仍未孕，或合并输卵管因素的不孕，或同时因男性因素、不良孕产史等原因不孕，是建议做试管婴儿的。

（3）做试管婴儿会透支我的卵子数量，让我变老吗？

有的多囊卵巢综合征患者由于自身病情，加之听说做试管婴儿需要一次性促排卵产生很多卵子，常常会对这种技术敬而远之，同时害怕促排卵一次就取很多卵子，担忧透支了"一生额定的卵子数量"，引起卵巢早衰或更年期提前，加速衰老。其实这种想法是没有科学依据的。

女性一个自然月经周期基本只排出1～2个成熟卵子，但为了选出这个成熟卵子，每个周期都会有一小群卵泡同时发育，只是最终只有1～2个幸运的卵泡在这个周期成功排卵，其他的卵泡在自身激素调节下发生闭锁，不能排卵，也就是被淘汰了。促排卵技术只是巧妙地让这些本该被淘汰的卵泡也发育起来，使一个周期内能获得多个卵子，以供体外受精使用，增大妊娠的可能性。当然，排卵数量也不是越多越好，数量不代表质量，而且一次促排卵后取卵过多对女性来说是有风险的，容易引起卵巢过度刺激综合征，包括腹痛、胸水、腹水等。所以医生会根据患者的卵巢储备功能选择合适的促排卵药物及剂量。

（4）需要做什么准备？

在经济方面，因促排卵方案不同和各地政策不同，一个试管婴儿周期的费用一般在3万～5万元不等。在身体方面，建议做试管婴儿的男女双方都禁烟、禁酒，健康饮食，保证充分的睡眠和规律的作息，并配合适度的体育运动。在心理方面，还要注意心理压力的纾解，不能让多囊卵巢综合征引起的负性情绪成为助孕路上的绊脚石。长期不良的情绪和较大的心理压力都可能影响妊娠。若有需要，还可以在医生知情的前提下，同时进行中西医结合的身体调理，以提高卵子、精子质量，获得更好的胚胎质量和子宫内环境。此外，还要尽量放松，与医护人员良好地配合，听从他们专业的个体化指导，及时补充营养，不要有抵触和怀疑的情绪。

（5）选哪种试管婴儿技术？

试管婴儿技术目前分为一代、二代、三代技术。

❶ **一代技术**　又叫"体外受精"（IVF），就是单纯地将男女双方的精子和卵子取出，在培养皿内混合、受精。胚胎实验室的胚胎师只负责在合适的时间节点观察它们有没有受精、发育得好不好，然后挑选发育优秀的胚胎移植回母体完成后续的妊娠，或进行冷冻。这种技术常用于输卵管因素、子宫内膜异位症、排卵障碍造成的不孕或者男方有轻度少弱精子症造成的不育。

❷ **二代技术**　即卵胞质内单精子注射（ICSI），这种技术需要胚胎师将取出的卵子进行初筛，找出已经成熟的卵母细胞，然后在专业显微工作台上抓取一个形态正常的高活力精子，将它注射到已筛选出的成熟卵母细胞内，完成受精。这种技术主要用于男方因素造成的不育，或因精卵结合障碍造成的不孕。

❸ **三代技术**　又叫"植入前遗传学检测"（PGT），用于因有明确遗传性疾病风险而需要在胚胎植入前对胚胎进行遗传学诊断

的家庭。这项技术可以阻断染色体病或者单基因病的传递。应用PGT辅助生殖在我国有严格的适应证。

而多囊卵巢综合征虽然也是一种可能遗传的疾病，但致病基因不明确，无法通过PGT达到优生优育的目的，因此单纯患有多囊卵巢综合征的女性是不适用三代技术的。

一代、二代、三代技术虽然在数字上是递增的，但这只表示技术出现的先后，并不代表一代更比一代强。3种技术针对不同原因造成的不孕不育。在技术选择上，要听取医生和胚胎师的意见，不能哪个贵就选哪个。

此外，还有一种针对所有卵子无法成熟患者的试管婴儿技术，叫"体外成熟培养"（IVM）。IVM区别于常规试管婴儿技术的特点是，IVM所获的卵子全部都是未成熟的卵母细胞，这些卵母细胞必须在实验室经特殊的培养液培养至成熟，即进行体外成熟后，再进行ICSI。这种技术在实验室并未得到普遍应用，一方面在于可适用此技术的患者较少，并不是所有窦卵泡多的多囊卵巢综合征患者都适用，另一方面在于有部分研究认为IVM可能造成卵母细胞的基因组印记改变，并影响子代的远期健康。

（6）是选鲜胚移植，还是选冻胚移植？

将精子和卵子从男女双方体内取出，在胚胎实验室结合并培养的当天为第0天。第2天，受精卵通常长成4细胞胚胎，第3天长成8细胞胚胎，第5天或者第6天可以形成囊胚。鲜胚移植是指在取卵之后3～6天进行的本周期的新鲜胚胎移植，移植的胚

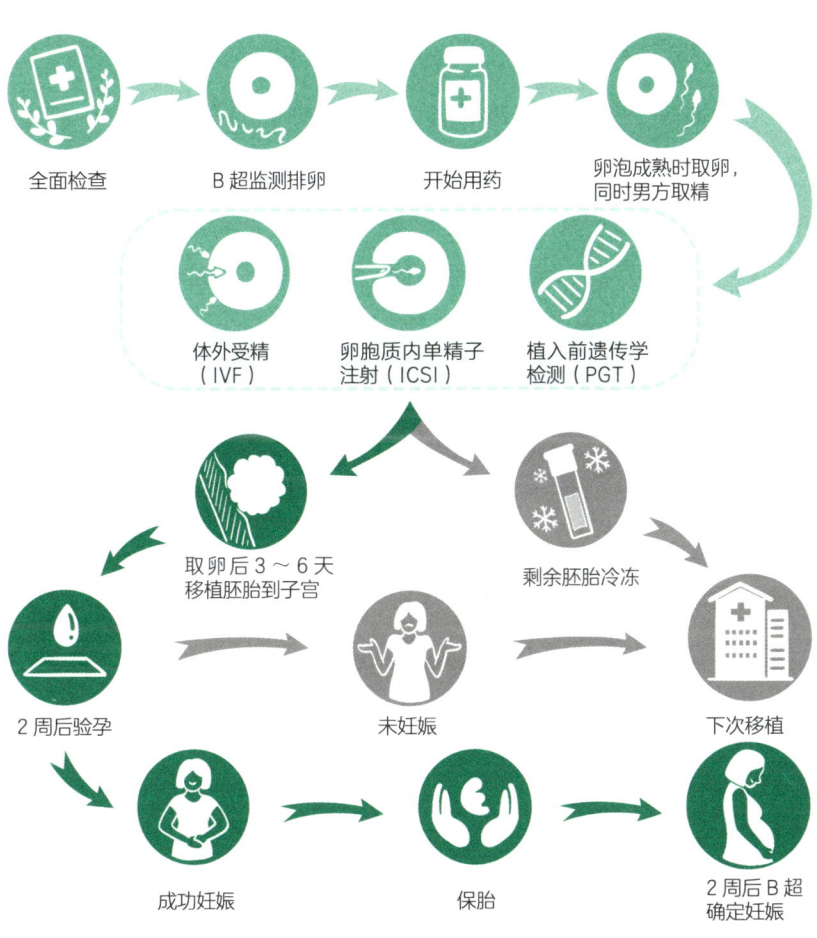

图22 试管婴儿技术基本流程

胎未经过胚胎冷冻-复苏过程。冻胚移植是指因本周期取卵后母体未满足可进行胚胎移植的条件，先将可利用的胚胎进行冷冻保存，之后重新准备子宫内膜，待子宫内膜厚度满足胚胎移植条件后，将胚胎复苏并进行移植。

目前，在有选择的情况下，通常鲜胚移植为首选，但近年也有专家团队经研究指出，多囊卵巢综合征患者实施冻胚移植可以明显提高活产率，降低流产率和卵巢过度刺激综合征的发生风险，并增加新生儿的出生体重。但即便都是多囊卵巢综合征患者，每个人的体质也各不相同，具体选用的胚胎移植方式还是以自己的临床医生制订的为准。

对于围产期

中国医疗保健国际交流促进会围产与营养代谢学分会组织专家撰写并发布了《多囊卵巢综合征患者孕前、孕期及产后管理中国专家共识》，提出对多囊卵巢综合征患者进行孕前、孕期和产后的规范管理，旨在减少妊娠期并发症、合并症及不良妊娠结局的发生，保障母婴安全，降低出生缺陷发生率。

孕期血脂代谢异常与不良妊娠结局密切相关，不仅会增大妊娠糖尿病、巨大儿、妊娠期肝内胆汁淤积症等的发生风险，而且也会显著增大急性胰腺炎、急性脂肪肝、子痫前期等的发生率。因此，多囊卵巢综合征患者应降低体重，改善内分泌代谢紊乱；

重点管理血糖，减少代谢相关母胎并发症的发生；管理血压，降低妊娠并发症的发生风险；做好分娩与产后个体化管理。

常见问题 Q&A

1. 促排卵治疗会导致"早更"吗？

对于多囊卵巢综合征患者中有生育需求又无法自然怀孕者，在临床上常采用促排卵治疗。促排卵治疗分为诱导排卵和控制性卵巢刺激。诱导排卵指对无排卵女性进行卵巢刺激，从而形成正常的排卵周期，即模仿生理性单个优势卵泡的选择和排卵过程来恢复正常的生理功能。诱导排卵不会影响卵巢的储备功能。控制性卵巢刺激会诱导多个优势卵泡发育，即同时有多个卵母细胞成熟，以增大妊娠的概率。

有多囊卵巢综合征患者在接受控制性卵巢刺激治疗时担心促排卵会引起卵巢功能衰退。一般来说，规范的促排卵治疗是不会加速卵巢衰老的。从青春期开始，卵巢里的始基卵泡就被唤醒，进入生长和成熟的过程。每一个月经周期都会有一批卵泡被唤醒，但最后都只有1～2个卵泡在性激素的作用下成熟和排卵，其他的小卵泡就闭锁凋亡了。控制性卵巢刺激只是让自然周期中原本要闭锁凋亡的那一部分小卵泡长大成熟。所以多囊卵巢综合征患者在规范的促排卵治疗下不会"早更"。但是，如果促排卵药物使用不当，如连续多次进行促排卵治疗，造成卵泡过多消耗，那么最终的结果是导致卵巢储备功能下降，甚至发生卵巢过度刺激综合征、卵巢早衰等。

2. 什么是卵巢过度刺激综合征？

卵巢过度刺激综合征（OHSS）是辅助生殖技术的并发症之一，由于卵巢对促排卵药物反应过度，导致双侧卵巢多卵泡发育、卵巢体积增大、毛细血管通透性增加，表现为大量的水分从血管内向血管外渗出，形成腹水、胸水，以及血管内水分丢失后血液浓缩，形成血栓等。

多囊卵巢综合征是OHSS的高危因素之一。重度OHSS患者中，多囊卵巢综合征患者占比较大。多囊卵巢综合征患者的窦卵泡基数大、促排卵后获卵数较多、雌激素水平高，以及可能伴有高雄激素血症或胰岛素抵抗，这些因素都与OHSS的发生相关，因此多囊卵巢综合征患者具有较高的OHSS发生风险。

（1）出现什么症状，需要怀疑发生OHSS呢？

OHSS的临床表现为恶心、气急、少尿、纳差、水肿等。通俗来讲，如果最近觉得胃口不好、恶心想吐、体重增加、肚子变大还胀胀的（比如发现裤子、腰带变紧）、胸闷喘不过气，甚至明明喝了挺多水但一天下来都没有什么小便等，就要注意了。

（2）如果出现了上述情况，需要马上住院吗？

答案是否定的。OHSS是一种自限性疾病，通常是可以自行缓解的。根据严重程度不同，处理的方式也不一样。

❶ 轻型OHSS　仅有轻度胃肠道症状（如腹胀、恶心等），超声提示卵巢直径小于8 cm。有这种情况，是可以居家观察的。每天可以吃得清淡、好消化一点儿，少食多餐，增加高蛋白食物（如奶类、豆制品、鸡鸭鱼肉等）的摄入，以及多吃些利尿的食物。同时，避免剧烈运动和同房，但不要严格卧床，每日要保持适度活动。

❷ 中型OHSS　有明显的胃肠道症状，超声提示有腹水、卵巢明显增大（直径为8～12 cm）。有这种情况，不需要马上住院，可以在门诊进行治疗，每天自行测量腹围和体重，通过超声监测腹水情况及卵巢大小。建议每天多饮水、多排尿，其他注意事项参照轻型OHSS。

❸ 重型OHSS　如果有以上轻、中型的表现，胃肠道症状严重且难以缓解，甚至出现呼吸困难、少尿、无尿、胸水、腹水等表现，抽血结果有多项指标异常，卵巢直径增大超过12 cm，就要赶紧来医院进行住院治疗了！

多囊卵巢综合征患者属于OHSS的高危人群，从开始使用药物进行促排卵治疗起，就可以开始高蛋白饮食，多饮水、多排尿，以预防OHSS的发生。

3. 会更容易怀上双胞胎吗？

一次妊娠同时怀有两个或两个以上的胎儿称为"多胎妊娠"。多胎妊娠是人类妊娠中的一种特殊现象，以双胎多见，三胎少见，四胎及四胎以上罕见，多胎妊娠中98%以上为双胎妊娠。随着"全面二孩"政策的开放，高龄孕妇增多，刺激卵巢药物及辅助生殖技术的应用更广泛，多胎妊娠的发生率和发生风险显著升高。

多囊卵巢综合征患者往往本身存在高雄激素等内分泌紊乱，这种紊乱会抑制卵泡的生长、成熟，导致卵子不能从卵泡内正常排出，因此部分多囊卵巢综合征患者需要通过促排卵的方式助孕。如果能排出两个或多个成熟的卵子，此时男女在排卵期前后同房、成功授精，女方就有很大概率怀上双胎或多胎。此外，许多多囊卵巢综合征患者需要通过IVF的方式助孕，因而使多胎妊娠的发生率增大。

（1）怀双胎会额外面临哪些风险？

很多孕妇认为怀双胎是很幸运的事情，甚至服用"多子丸"以求双胎。事实上，双胎带来的不仅仅是双重喜悦，还可能是双重风险，甚至是十几倍的风险。双胎妊娠可以导致很多妊娠并发症的发生。多囊卵巢综合征患者存在内分泌和代谢紊乱、炎症及免疫异常，对子宫内膜容受性有不良影响，使胚胎种植率下降。即使胚胎成功种植，在胰岛素抵抗、肥胖、炎症、异常免疫反应等协同作用下，妊娠糖尿病、妊娠期高血压疾病，以及流产、早产等一系列妊娠合并症与并发症的发生风险会增大。因此，与单胎妊娠相比较，多囊卵巢综合征患者如果怀了双胎，危险系数显著增高。

（2）两个宝宝长得一样吗，会不会是龙凤胎？

这就与是双卵受精还是单卵受精，以及单卵受精早期分裂时间不同有关系。

双胎分为双卵双胎和单卵双胎。双卵双胎是两个卵子分别受精形成的胚胎，有两个胎盘（也有融合成一个的情况）、两个羊膜腔，中间有两层羊膜和绒毛膜，有各自独立的血液循环。双卵双胎的两个胎儿，性别、血型可以相同或不同，而外貌、指纹等表型不同。这种情况下的双胎，本质上就是同父同母的兄弟姐妹，当然也有可能是龙凤胎。

单卵双胎是由一个受精卵分裂形成的，两个胎儿的性别、血型相同，长得也非常像。根据受精卵分裂的时间不同，单卵双胎又可以分为以下几种不同的类型：双绒毛膜双羊膜囊双胎（双绒双羊）、单绒毛膜双羊膜囊双胎（单绒双羊）、单绒毛膜单羊膜囊双胎（单绒单羊）。

❶ 双绒双羊　两个宝宝住在一个子宫的不同"房间"里，有各自的"水电系统"（胎盘）和"房间"（绒毛膜、羊膜囊）。有时两个胎盘会融合在一起，但"供水、供电系统"各自独立。

❷ 单绒双羊　两个宝宝在一个绒毛膜囊里共存，共用一个胎盘（但中间被羊膜隔开了），在各自的羊膜囊内生存。两个宝宝共享一套"水电系统"，在"大房子"中间有个"屏风"（羊膜）将房子分成两个"房间"。

❸ 单绒单羊　两个宝宝共享一个羊膜囊、一个胎盘，中间没

有间隔。两个宝宝不但要共享一套"水电系统",还要同住一个"房间"。这种单卵双胎最少见,但引起各种并发症的风险最大。

如果你是通过试管婴儿技术或者促排卵治疗而怀上的双胎,那大概率是双卵双胎,出生后的两个孩子长得不一样,而且有可能是龙凤胎。但是,你也有可能怀上单卵双胎。因为在试管婴儿中,发生单卵双胎的概率大约为1.3%,而在自然妊娠时却只有0.4%。目前研究认为,母亲年龄增加、促排卵药物使用、冻融胚胎移植、囊胚期胚胎移植、ICSI技术实施等均可能造成单卵双胎的发生。因此,即便是移植了一个胚胎的多囊卵巢综合征患者,仍有可能怀双胎。

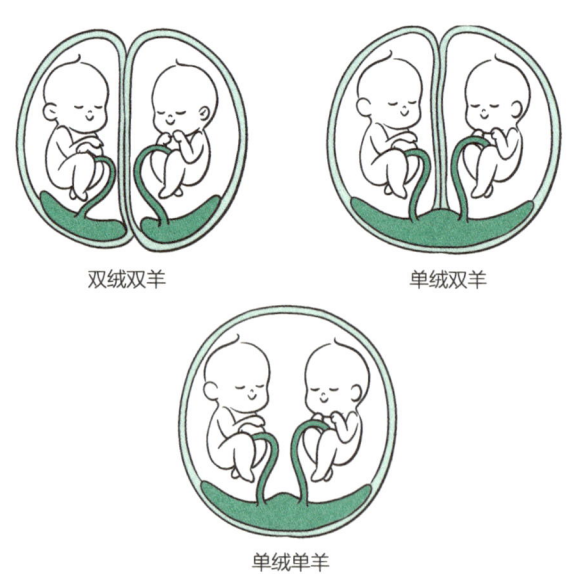

双绒双羊　　　　　单绒双羊

单绒单羊

图23　单卵双胎的类型

（3）双胎宝宝会面临哪些风险？

子宫本来是为孕育一个宝宝而准备的，当里面多了一个或几个宝宝，空间、营养就会变得相对不足。对胎儿而言，双胎宝宝发生流产、早产、出生缺陷、患病和死亡的风险将大幅度升高。双胎妊娠发生早产的风险是单胎妊娠的 7～10 倍，流产风险为单胎妊娠的 2～3 倍，畸形的发生率是单胎妊娠的 2～3 倍。多胎妊娠还会增大新生儿和婴儿近期、远期并发症（如胎儿早产、低体重儿、脑瘫、学习障碍、行为困难、慢性肺病、发育迟缓）的发病率。

此外，要是两个宝宝共享一套"水电系统"，免不了展开对营养的激烈抢夺。对于单绒双羊双胎，由于两个胎儿共用一个胎盘，胎盘之间存在血管吻合，两胎之间存在血液交换，所以可能会导致出现严重并发症，如双胎输血综合征（一个胎儿给另外一个胎儿输血）、由于胎盘分配不均导致的宫内选择性发育不良（胎儿一大一小）、一个胎儿畸形、一个胎儿宫内死亡等。而单绒单羊双胎的两个宝宝在一个"房间"里，竞争更激烈，脐带打结缠绕、双胎碰撞等情况常有发生。

（4）怀了双胎后需要为了宝宝多吃点儿吗？

多胎妊娠较单胎妊娠的能量需求增大，因此孕妇需要摄入更多的能量才能满足孕期的需要，以及增长至适宜的体重，保证胎儿正常的生长发育。

因此，对怀了双胎的多囊卵巢综合征孕妇应进行个体化的营养指导，较为合理可行的方法是：首先让孕妇详细记录下至少3天的食谱。然后，由产科专科营养师计算每天摄入的总热量，分析饮食结构，了解是否有营养不平衡的情况存在；最后，根据孕妇和胎儿体重的增长情况进行饮食调整，增加或减少的热量要以具体食物的形式说明，并给出新的食谱。

（5）多囊卵巢综合征患者多胎妊娠孕期管理的重点

与单胎妊娠不同的是，多胎妊娠孕妇在孕中期应及时排查双胎输血综合征及选择性生长受限等多胎妊娠胎儿特有并发症。进行胎儿测量时，尤其需要观察胎儿间发育的均衡性，关注各个胎儿的双顶径、腹围、股骨长度、脐动脉S/D值（脐动脉血流速度峰谷比）、各个胎儿的羊水量，判断胎儿间上述指标的差异，并观察上述指标的动态变化曲线。对单绒毛膜双胎，自妊娠16周开始每2～3周进行一次B超检查；对双绒毛膜双胎，自妊娠18～22周开始每3～4周进行一次B超检查，以测量胎儿的生长状况。

此外，多胎妊娠孕妇是妊娠期高血压疾病、妊娠期肝内胆汁淤积症、妊娠糖尿病的高危人群。这类孕妇应适当增加孕期产检次数，重视妊娠高血压疾病的预防和监护，定期行B超检查评估宫颈长度及宫颈内口情况，必要时进行阴道分泌物细菌培养和胎儿纤维连接蛋白检测。鉴于多胎妊娠是妊娠期肝内胆汁淤积症的高危因素，因此在孕28～30周时应测定血清总胆汁酸水平和肝功能，测定结果正常者3～4周后复查。如果存在无法解释的肝功能异常，即使总胆汁酸水平正常，也应每1～2周复查一次，以防止不良妊娠结局的发生。

第四章

多囊卵巢综合征患者的孩子会遇到什么问题

基于"成人疾病的胎儿起源"学说、"健康和疾病的发育起源"理论以及中医生殖遗传学思想,生命早期的配子和胚胎发育过程中母体内环境的不良改变,会导致成年期慢性疾病的发生。

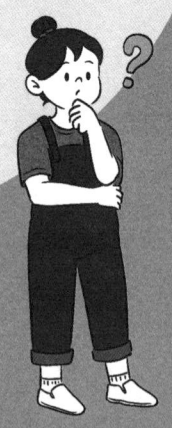

多囊卵巢综合征患者宫内的高雄激素环境通过特定的关键基因及表观遗传调控，引起胎儿表观遗传重编程或胎盘改变，从而导致多囊卵巢综合征患者子代的生殖、代谢、心血管、神经等多系统发生不同程度的变化，进而增大难以逆转的近远期健康风险。

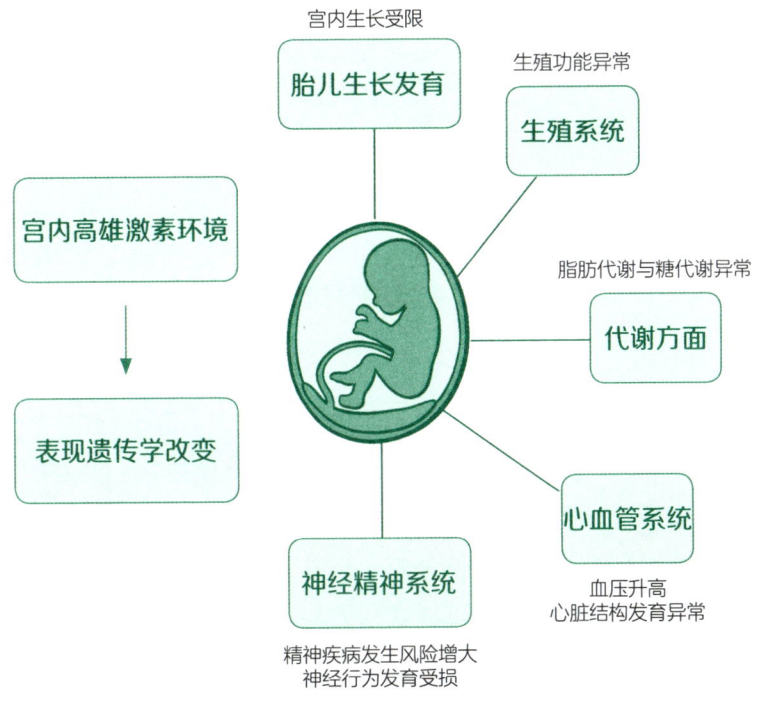

图24　多囊卵巢综合征对子代的影响

宫内生长受限

对于多囊卵巢综合征患者，孕期高水平的雄激素可能会导致胎儿的体重低于同龄胎儿的平均体重，也就是我们常说的"宫内生长受限"。通俗的理解就是，胎儿在子宫内的生长没能达到其遗传的生长潜能。这可能与胎盘的营养运输和血液供应等受到影响有关。

那么，出现宫内生长受限就全是高水平的雄激素造成的吗？其实也不尽然。宫内生长受限的病因较复杂，除了母体因素，还有胎儿因素和胎盘、脐带因素等。孕妇的体重、年龄、妊娠并发症及合并症等也都有可能是"幕后真凶"。

生殖系统异常

产前雄激素过量会导致子代的雄激素过多，从而导致雌性后代排卵功能障碍（月经周期紊乱）、卵巢多囊样改变、内分泌功能障碍、子宫功能异常。母亲产前雄激素过量也会影响男性子代的生殖功能，如影响睾丸的发育，使睾丸容积及精子浓度下降。

在孕期暴露于高雄激素环境的女婴会出现外生殖器男性化的表现。但在多囊卵巢综合征患者中，未见由雄激素增多症导致子代外生殖器男性化的报道，可能是因为多囊卵巢综合征患者胎儿暴露的雄激素水平一般不超过正常值的2倍，所以对胎儿外生殖器的影响较小。

目前有动物模型证实，女性外生殖器的男性化程度取决于在子宫内暴露于雄激素的时间和程度。孕早期（即外生殖器发育的敏感期）出现的雄激素增多症更易对女胎产生外生殖器男性化影响，而孕中、晚期出现的雄激素增多症对胎儿体征的影响相对较小。产前高雄激素暴露也会导致外生殖器男性化，表现为阴蒂长度、外生殖器长度及肛门－生殖器距离的延长。

代谢功能障碍

代谢功能障碍包括胰岛素抵抗、高胰岛素血症、糖耐量受损、糖尿病、高脂血症等。多囊卵巢综合征患者的子代由于受到母亲在孕期时体内较高浓度的雄激素影响，也会出现明显的胰岛素抵抗症状，且其罹患2型糖尿病、肥胖的风险会增大。这种代谢紊乱症状通常会在孩子青春期时出现，随孩子年龄增长越发明显，直至成年期发展为远期糖脂代谢改变。同时，多囊卵巢综合征患者子代的总胆固醇水平、低密度脂蛋白水平及BMI都会有所升高，腹部和腹腔内脂肪积累特别容易出现。

概括来说，就是多囊卵巢综合征患者的孩子，血脂和体重相对来说也会更高。虽说多囊卵巢综合征患者的孩子容易出现糖脂代谢方面的问题，但家长也不必太过紧张，"容易"不代表"绝对"，家长平时应多注重引导孩子合理饮食及保持健康的生活方式。

心血管系统结构与功能异常

近来有研究报告，产前暴露于高雄激素环境与心脏结构发育异常（如左心室重塑及心脏肥大）、不良心血管疾病（如高血压）的发生机制有关。多囊卵巢综合征患者的子代在幼儿期（即2.5～4岁）即可表现出一系列心血管异常，包括主动脉血压升高及左心室扩大。这同样与多囊卵巢综合征患者在孕期时体内高浓度的雄激素有关，高浓度的雄激素会通过不同途径导致子代左心室的形态和大小发生异常改变，从而导致远期的心血管事件（如冠状动脉粥样硬化或心肌梗死等）的发生。

心血管疾病的发生、发展是一个长期的慢性过程，对其，我们同样可以做到早发现、早干预，而监测血压变化便是一个简单、有效的途径。如果发现孩子血压明显异于同年龄段的儿童，可尽早带孩子至医院心血管内科咨询就诊，进行早期干预，以预防心血管问题。

神经精神系统发育受损

笔者团队发现，多囊卵巢综合征患者胎儿的脑部结构也发生了一些变化，其中女性婴儿的神经行为发育受损较明显。多囊卵巢综合征对子代神经精神系统的远期影响主要体现在增大子代发育行为障碍的患病风险。

发育行为障碍是一类常见的儿科慢性疾病，如学习障碍（LD）、注意缺陷多动障碍（ADHD）、孤独症谱系障碍（ASD）均属于此范畴。

ADHD在我国称为"多动症"，是儿童常见的一类心理障碍，表现为与年龄和发育水平不相称的注意力不集中、注意时间短暂、活动过度和冲动，常伴有学习困难、品行障碍和适应不良。现已有多项研究证实，多囊卵巢综合征患者的子代患ADHD的风险增大。研究表明，多囊卵巢综合征患者的女性子代患ADHD的风险高于男性子代。肥胖合并代谢紊乱可能是多囊卵巢综合征患者的子代患ADHD或ASD的共同高危因素。

患有ASD的孩子，也称"星星的孩子"。ASD是一种神经发育障碍，主要特征是社交困难、语言交流障碍、重复刻板行为，严重影响儿童健康。ASD通常在3岁前发病，男女发病比例约为4∶1。多囊卵巢综合征患者的子代患ASD的风险显著增大。有研究发现，多囊卵巢综合征患者的女性子代与ASD的相关性比男性子代更强，但也有研究发现，在多囊卵巢综合征患者的第一胎宝宝中，男孩患ASD的风险比女孩更高。

有学者发现，多囊卵巢综合征患者的子代出现认知-运动发育迟缓的风险较高。多囊卵巢综合征患者的子代，尤其是单胎女性子代出现精细运动功能障碍的风险增大，而双胎子代在沟通、个人-社会领域发生障碍的风险较高。未接受生育治疗［药物治疗和（或）手术治疗］的多囊卵巢综合征患者的子代比接受生育治疗的多囊卵巢综合征患者的子代发生发育障碍的风险更高。

　　对于多囊卵巢综合征患者而言，孩子的健康状况就只能听天由命了吗？答案必然是否定的。与其忧心忡忡，防微杜渐才是上策。早发现，早就诊，早干预！笔者团队不断努力和探索发现，补肾填精方对多囊卵巢综合征大鼠模型的生育力和其子代的神经发育情况具有显著正性调控作用。

　　相信在我们的共同努力下，我们可以远离多囊卵巢综合征，不让它在自己身上或孩子身上继续发展！

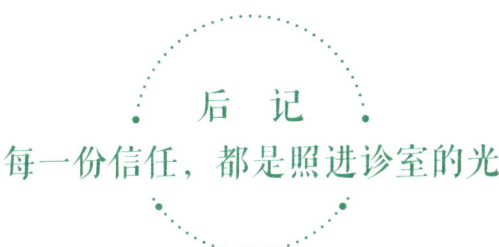

后 记
每一份信任，都是照进诊室的光

作为本书的主编，在书稿即将付梓之际，心中既有欣慰，也有忐忑。多囊卵巢综合征作为一种复杂的内分泌代谢疾病，其病因、症状与治疗的多样性远超普通人的认知。而本书的诞生，正是源于无数患者的信任与托付——她们在诊室中倾诉的迷茫、在社交媒体上分享的抗争经历，以及字里行间对生命的热望，成为我们提笔的动力。正如一位患者所言，"最好的医生是自己"，我们希望通过这本科普书，将医学知识转化为普通读者可运用的力量。

然而，医学的进步永无止境。尽管我们在编写过程中力求严谨，但作为一本科普读物，本书仍可能存在疏漏或局限。例如，多囊卵巢综合征的诊疗指南在不同国家和地区存在差异，且相关领域内仍存在某些争议性观点，尤其在新兴研究领域内尚未形成共识，因此本书只能浅尝辄止。这些遗憾，既源于医学本身的动态发展，也受限于篇幅与编者的视野。

我们深知科普写作既是传播，更是对话。若书中有观点偏颇或表述疏漏之处，恳请读者提出宝贵意见。愿这本书成为一盏灯，照亮抗击多囊卵巢综合征的道路，而灯火的燃料，正是你们给予的信任与勇气——因为医学的终极意义，始终在于守护每一个具体的人。

曲　凡　谨记

2025年6月15日